Bernd Küllenberg

Abnehmen mit
Molke

Der sanfte und natürliche Weg zur Traumfigur. Mit dem Fitnesstrunk
den Körper entschlacken und das Gewicht dauerhaft senken

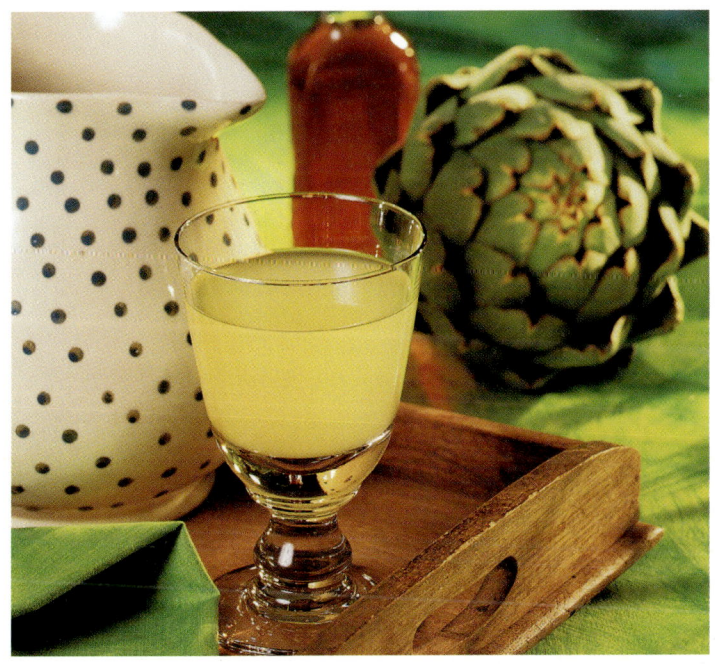

LUDWIG

Inhalt

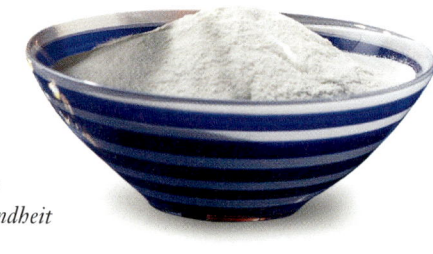

Molke bietet jede Menge für Gesundheit und Fitness.

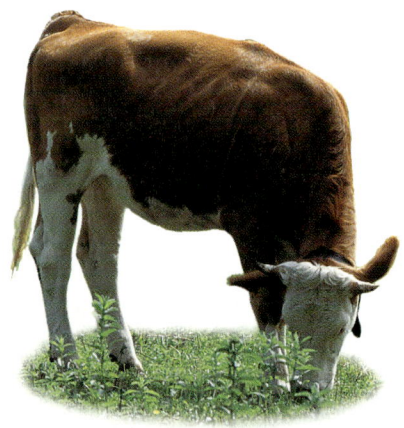

Kuhmilch ist die Basis für Molke.

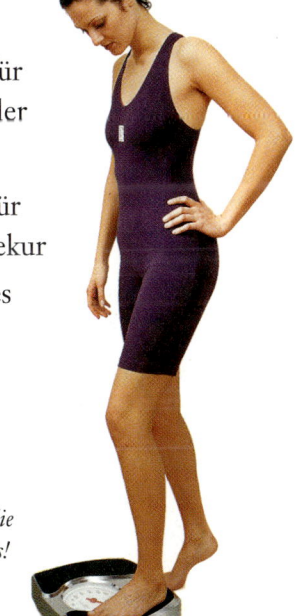

Gut gelaunt abnehmen – die Molke macht's!

Molke – das Beste aus der Milch

Molke, auch Serum der Milch genannt, erlebt zurzeit eine Renaissance. Kaum ein Fitnessstudio kann es sich leisten, auf »Active Molkedrinks« zu verzichten. Das moderne Outfit der Molkeprodukte lässt nicht vermuten, dass Molke und besonders Molketrinkkuren eine über 2000 Jahre alte Tradition haben.

Der gesundheitliche Wert von Molke ist viel höher, als ihr unscheinbares Aussehen vermuten lässt: Sie entschlackt, regeneriert die Darmflora, reguliert Blutdruck und Cholesterinspiegel und sorgt für eine schöne Haut.

Bereits in der Antike als Heilmittel bekannt

Der berühmte griechische Arzt Hippokrates von Kos (ca. 460–370 v. Chr.) behandelte die Stoffwechselkrankheit Gicht sowie Lebererkrankungen mit frischer Molke.

Auch Galen (130–201 n. Chr.), ein hochgeschätzer Mediziner im Römischen Reich, verordnete seinen Patienten Milch- und Molkekuren. Auf dem Monte de la Torre, zwischen Sorrent und Neapel gelegen, begründete er eine Milchheilstätte, in der die Molke von Kühen und Ziegen gewonnen wurde. Zusammen mit der Anwendung von Molke und den damals bekannten Arzneipflanzen verzeichneten die dort tätigen Ärzte aufsehenerregende Heilerfolge. Anwendungsgebiete für Molketrinkkuren waren vor allem Gelbsucht, Hautausschläge, Nierenleiden und Vergiftungen.

Molkekuren in reiner Bergluft

»Molke ist das allerlindeste, verdünnlichste und mächtigste Eröffnungsmittel. Die Wirkung ist die, dass der freie Lauf der Galle und der Abgang des Stuhles erleichtert, Ausdünstungen gebessert und die Erzeugung von Schärfe als Folge in Unordnung geratener Entleerungen verhütet werden.« Diese im Jahr 1779 angestimmte Lobeshymne auf die Molke stammt von dem Schweizer Arzt Tissot. In seiner Heimat sowie in Österreich und der Schweiz entwickelten sich Molkekurorte, wie z. B. Bozen, Interlaken, Ischl und Meran, im 18. Jahrhundert zu Treffpunkten der feinen Gesellschaft. In den Heilstätten der Alpen wurde die Molke in den frühen Morgenstunden von den Almen ins Tal gebracht, wo sie ganz frisch getrunken werden musste. Die Kurärzte verschrieben ihren Gästen zwischen einem und vier Liter Molke am Tag. Zusätzlich wurden Pflanzensäfte vor allem aus Brennnessel und Löwenzahn empfohlen.

Das ideale Fitness- und Diätgetränk

Die Blütezeit der Molkekurorte hielt bis zum Beginn des 20. Jahrhunderts an. Die Molke als Heilmittel geriet langsam, aber sicher in Vergessenheit. Dem Ernährungsmediziner Helmut Anemueller ist es gelungen, die Molketrinkkuren wieder in das ernährungswissenschaftliche Interesse zu rücken. Untersuchungen über den Einsatz von Molkekuren zur Gewichtsabnahme brachten aufsehenerregende Ergebnisse. Im Vergleich mit anderen Diäten schnitt die Molkekur bezüglich Gewichtsabnahme, Blutwerten und Verträglichkeit am besten ab. Neben ihrer besonderen Eignung für eine vernünftige Gewichtsabnahme ist die Molke auch für den gesamten Stoffwechsel und den Darm ein äußerst wertvolles Getränk, das es verdient, stärker beachtet zu werden.

Es ist kein Zufall, dass Molkegetränke im Fitnessbereich mehr und mehr angeboten werden. Molke ist unter den Lebensmitteln einer der hochwertigsten Eiweißträger. Aufgrund der hohen biologischen Wertigkeit des Molkeeiweißes genügen schon kleine Mengen, um die Eiweißbilanz des Körpers ausgeglichen zu halten. Molke ist daher nicht nur zum Abnehmen ideal, sondern zudem der Geheimtipp für Sportler, die sich beim Krafttraining nicht mit Unmengen von Fleisch oder teuren Eiweißpräparaten belasten wollen. Auch unter dem Stichwort »Probiotikum«, das sind Präparate, die die gesunde, wünschenswerte Darmflora des Menschen unterstützen, rückt die Molke verstärkt in den Blickpunkt des medizinischen Interesses. Lernen Sie daher die Molke und ihren hohen Wert kennen und schätzen.

Zu den prominenten Anhängern von Molkekuren gehörten die österreichische Kaiserin Sisi und ihr Mann Kaiser Franz Joseph I. Mit anderen gekrönten Häuptern fanden sie sich jährlich zu diesem gesunden Vergnügen in den Kurorten Bad Ischl und Wildbad Kreuth ein.

Molkegewinnung und Molkeprodukte

Ein Nebenprodukt als Powerpaket

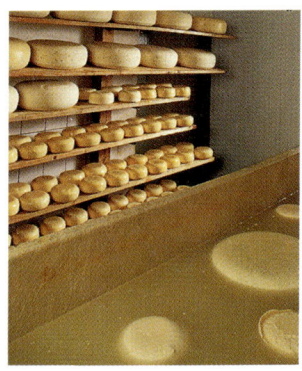

Molke entsteht beim Käsen.

Molken sind Milcherzeugnisse, die als Nebenprodukte bei der Herstellung von Quark und Käse entstehen. Sie werden auch als das Serum der Milch bezeichnet und sind reich an wertvollen Nährstoffen wie Eiweiß, Vitaminen und Mineralstoffen.

Die Gewinnung von Molke ist eng mit der Erzeugung von Käse verbunden. Es ist daher notwendig, sich zunächst etwas näher mit der Kunst der Käseherstellung zu beschäftigen, um zu verstehen, was den besonderen Wert der Molke ausmacht. Kuhmilch besteht zu etwa 87 Prozent aus Wasser. Bei der Käseherstellung geht es darum, die festen Stoffe, die so genannte Trockenmasse, zu binden und von der Flüssigkeit zu trennen.

In unserem Zeitalter technischer Neuerungen und wissenschaftlichen Fortschritts ist es nicht erstaunlich, dass Molke lange in Vergessenheit geriet. Dem ohne großen Aufwand entstehenden »Abfallprodukt« maß man zu Unrecht nur geringen Wert bei.

Die Qualität der Milch muss stimmen

Die Käsebereitung beginnt mit der Prüfung des Rohstoffs Milch auf ihren Frischezustand und ihre Eignung für die Käserei. Regelmäßige Untersuchungen der Milch auf ihren Eiweiß- und Fettgehalt, ihre hygienische Beschaffenheit und eine eventuelle Verdünnung sind gesetzlich vorgeschrieben.

Ist die Milch käsereitauglich, wird sie mit Hilfe einer Zentrifuge, durch die Schmutzpartikel abgeschleudert werden, gereinigt. Nach der Einstellung des Fettgehalts, der je nach gewünschter Käseart verschieden ist, wird die Milch schonend erhitzt (pasteurisiert), um krankheitserregende Keime abzutöten bzw. im Wachstum zu hemmen. Eine Ausnahme bildet die Herstellung von Rohmilchkäse, bei der die Milch nicht wärmebehandelt wird.

Das Dicklegen der Milch

Der für die Käseherstellung entscheidende Nährstoff ist das Milchei-weiß. Dabei handelt es sich nicht um einen einzigen Stoff. Milchei-weiß besteht aus mehreren verschiedenen Eiweißarten. Die wichtigsten sind das Kasein, auch Käseeiweiß genannt, und das Molkeeiweiß, das aus Albumin und Globulin besteht.

Das so genannte Dicklegen der Milch ist die Basis der Käseherstellung und beruht auf der Gerinnung und dem Ausfällen des Kaseins, also des Käseeiweißes. Die Milch kann auf zweierlei Weise dickgelegt werden: entweder mit Hilfe von Lab, einem Enzym aus dem Kälbermagen, oder mit Hilfe von Milchsäurebakterien. Lab bringt das Käseeiweiß direkt zur Gerinnung. Beim Säuredicklegen wandeln die Milchsäurebakterien zunächst den Milchzucker in Milchsäure um, die dann das Milcheiweiß zum Gerinnen bringt. Dieser Prozess dauert ungefähr eine halbe Stunde.

Süß- und Sauermolke

Die mittels Lab- oder Säuregerinnung gebildete dickgelegte Milch, auch Gallerte genannt, hat bei diesem Vorgang bereits eine beträcht-liche Menge Flüssigkeit abgeschieden, die bei der traditionellen Bau-ernkäserei aus einem Hahn am Boden des Bottichs abgelassen und aufgefangen wird. Die Gallerte wird dann mit der so genannten Käse-harfe zum würfelförmigen Käsebruch geschnitten. Die Käseharfe ist ein sich im Bottich mit der Gallerte drehendes Rührwerk mit langzin-kigen Gabeln, die wie Harfensaiten die quarkähnliche Masse zerteilen. Dabei verfestigt sich die Gallerte weiter und nimmt bereits eine körnige Konsistenz an.

Die Flüssigkeit, die bei der Dicklegung der Milch und der Zerkleinerung zum Käsebruch austritt, ist die Molke. Wird die Milch überwiegend mit Labenzym zum Gerinnen gebracht, fällt Süßmolke an, werden hauptsächlich Milchsäurebakterien eingesetzt, fließt Sauermolke ab. Charakteristisch für die Molke ist eine grünliche Färbung, die vom Vitamin B2 (Riboflavin) stammt.

Auch ganz strikte Vegetarier können beruhigt sein: Heute stammt das zum Dicklegen der Milch verwendete Lab zumeist nicht mehr aus dem Kälbermagen. Es wird aus Mikroorganismen gewonnen.

So entsteht Käse

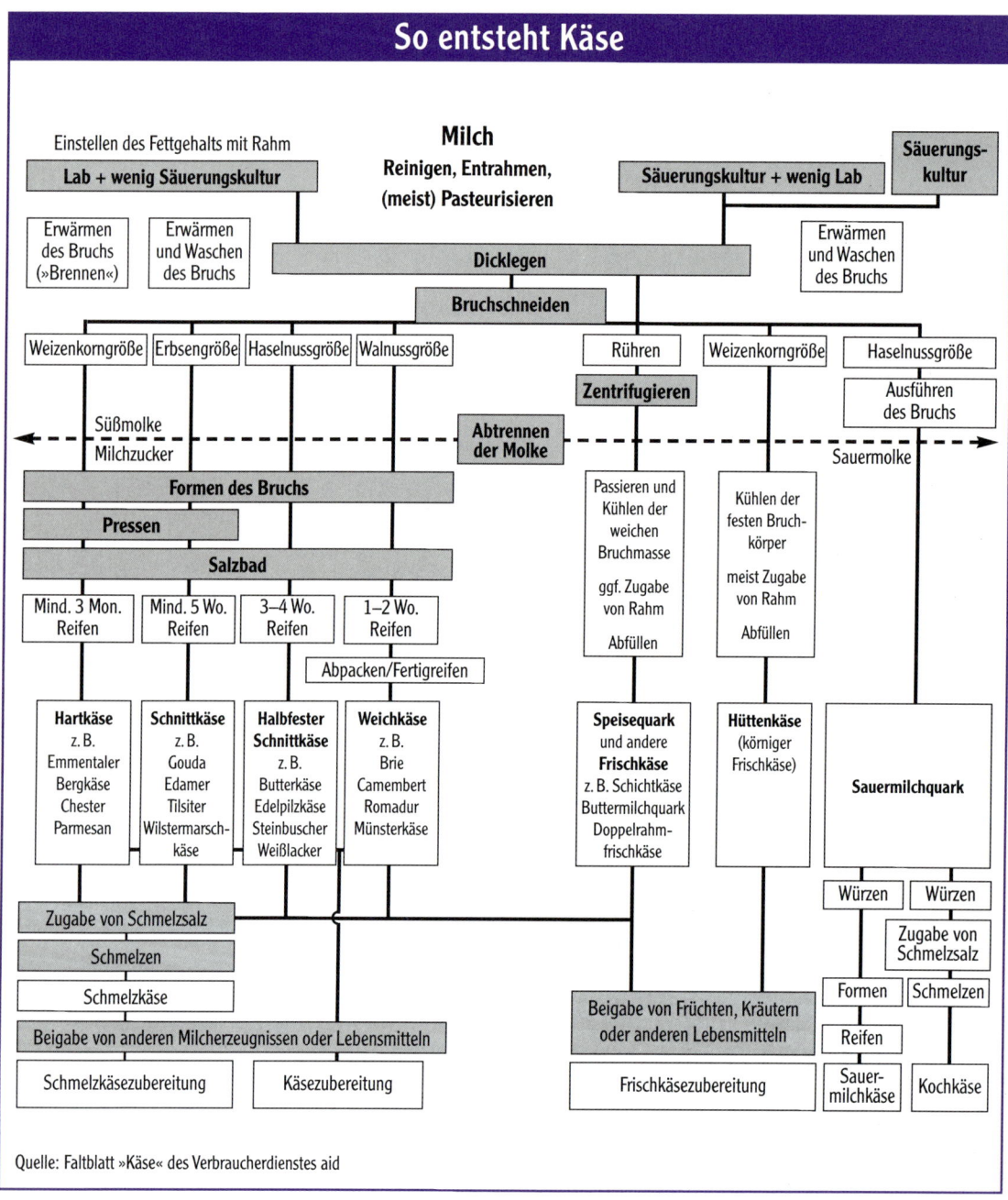

Einstellen des Fettgehalts mit Rahm

Milch
Reinigen, Entrahmen,
(meist) Pasteurisieren

Säuerungs-kultur

Lab + wenig Säuerungskultur

Säuerungskultur + wenig Lab

Erwärmen des Bruchs (»Brennen«)

Erwärmen und Waschen des Bruchs

Erwärmen und Waschen des Bruchs

Dicklegen

Bruchschneiden

Weizenkorngröße | Erbsengröße | Haselnussgröße | Walnussgröße

Rühren

Weizenkorngröße

Haselnussgröße

Zentrifugieren

Ausführen des Bruchs

Süßmolke
Milchzucker

Abtrennen der Molke

Sauermolke

Formen des Bruchs

Passieren und Kühlen der weichen Bruchmasse

ggf. Zugabe von Rahm

Abfüllen

Kühlen der festen Bruch-körper

meist Zugabe von Rahm

Abfüllen

Pressen

Salzbad

Mind. 3 Mon. Reifen | Mind. 5 Wo. Reifen | 3–4 Wo. Reifen | 1–2 Wo. Reifen

Abpacken/Fertigreifen

Hartkäse
z. B.
Emmentaler
Bergkäse
Chester
Parmesan

Schnittkäse
z. B.
Gouda
Edamer
Tilsiter
Wilstermarsch-käse

Halbfester Schnittkäse
z. B.
Butterkäse
Edelpilzkäse
Steinbuscher
Weißlacker

Weichkäse
z. B.
Brie
Camembert
Romadur
Münsterkäse

Speisequark
und andere
Frischkäse
z. B. Schichtkäse
Buttermilchquark
Doppelrahm-frischkäse

Hüttenkäse
(körniger Frischkäse)

Sauermilchquark

Zugabe von Schmelzsalz

Würzen | Würzen

Zugabe von Schmelzsalz

Schmelzen

Formen | Schmelzen

Schmelzkäse

Reifen

Beigabe von Früchten, Kräutern oder anderen Lebensmitteln

Beigabe von anderen Milcherzeugnissen oder Lebensmitteln

Schmelzkäsezubereitung | Käsezubereitung

Frischkäsezubereitung

Sauer-milchkäse | Kochkäse

Quelle: Faltblatt »Käse« des Verbraucherdienstes aid

Gesundes aus der Molke

Molkepulver für Sportler

Wie man dem Vergleich zwischen Süß- und Sauermolke entnehmen kann, gibt es große Unterschiede zwischen den verschiedenen Molkeerzeugnissen. Neben der Süß- und Sauermolke als Getränk wird Molkepulver, das durch Wasserentzug aus Molke hergestellt wird, zunehmend in speziellen Sportlernahrungsmitteln eingesetzt. Während Molkepulver vorwiegend aus Süßmolke hergestellt wird, sind die meisten Molkegetränke Sauermolken. Beim Molkepulver kommt es naturgemäß zu einer starken Anreicherung der Molkeinhaltsstoffe. Bedenken Sie jedoch, dass man 100 Milliliter Molke als Getränk problemlos trinken kann, 100 Gramm Molkepulver dagegen ist als einmalige Portionsmenge kaum aufzunehmen.

Rechts vor links

Achten Sie beim Kauf besonders darauf, dass die Molke überwiegend rechtsdrehende Milchsäure enthält. Rechtsdrehende Milchsäure ist die auch im Körper selbst gebildete Milchsäure und kann wesentlich schneller verstoffwechselt werden als linksdrehende Milchsäure. Besonders für Kleinkinder, Sportler und Menschen mit Krankheiten, die häufig mit einer Übersäuerung einhergehen wie Diabetes mellitus oder Gicht, gilt die Empfehlung, ausschließlich Produkte mit rechtsdrehender Milchsäure aufzunehmen. Molke mit überwiegend rechtsdrehender Milchsäure erhalten Sie im Reformhaus, das auch die größte Vielfalt an Molkeprodukten bietet.

Die Drehrichtung der Moleküle bei der Milchsäurebildung ist erst vor wenigen Jahren ins Interesse der Öffentlichkeit gerückt. Produkte mit den leichter vom Organismus verwertbaren rechtsdrehenden Milchsäuren sind häufig durch L(+) gekennzeichnet, die linksdrehenden durch D(–).

Molke dry und Fruchtmolken

Ein gesundes Molkegetränk für den Alltag ist die so genannte Molke dry, die angenehm säuerlich und frisch schmeckt. Allein oder mit Fruchtsäften gemischt, kurbelt sie die Verdauung an. Ein Tipp:

Ananassaft eignet sich aufgrund seines hohen Bromelingehalts und herb-fruchtigen Geschmacks optimal, um die verdauungsfördernde Wirkung von Trinkmolke zu unterstützen. Bromelin ist eines der seltenen eiweißspaltenden Enzyme aus der Pflanzenwelt.

Für Obstliebhaber werden Molkegetränke sehr häufig mit Fruchtaromen angereichert, denn der Geschmack von Molke pur ist zugegebenermaßen nicht unbedingt jedermanns Sache. Sie sind natürliche Durstlöscher und können besonders Kindern und Erwachsenen empfohlen werden, die keine Milch mögen.

Sauermolken enthalten reichlich Milchsäure, die für ein gutes Darmmilieu sorgt und die Verdauung in Schwung bringt. Besonders Berufstätige mit vorwiegend sitzender Tätigkeit können so die durch Bewegungsmangel entstehende Darmträgheit etwas ausgleichen.

Sauer macht lustig – Molke-Kwass

An eine russische Spezialität knüpft der Molke-Kwass an. Kwass ist ein russisches Volksgetränk mit langer Tradition und wird durch die Vergärung von Brot und Wasser gewonnen. Molke-Kwass verbindet den mineralstoffreichen Brottrunk mit den Wertstoffen aus der Molke. Anstelle von Wasser wird der Kwass mit Molke angesetzt. Daraus entsteht ein mild-säuerlicher, mineralstoff- und vitaminreicher Erfrischungstrunk. Der hohe Gehalt an Kalium, Kalzium und Phosphat macht Kwass insbesondere für Heranwachsende, Schwangere, Sportler und Saunagänger zu einem Mineralstoffquell erster Güte.

Molke als Pulver oder als Getränk

Inhaltsstoffe	Molkepulver (100 g)	Süßmolke (100 ml)
Wasser	7,1 g	93,60 g
Eiweiß	12,0 g	0,82 g
Fett	1,2 g	0,24 g
Milchzucker	68,2 g	4,70 g
Mineralstoffe	8,2 g	0,58 g
Kalium	1860,0 mg	129,00 mg
Natrium	1290,0 mg	45,00 mg
Kalzium	890,0 mg	67,90 mg
Magnesium	180,0 mg	1,00 mg
Vitamin B2	2,5 mg	0,15 mg

Molkekonzentrate für das Immunsystem

Während Molkepulver und -getränke eindeutig den Lebensmitteln zuzurechnen sind, gehören Molkekonzentrate zu den Naturarzneimitteln. Zur Gewinnung von Molkekonzentraten, Handelsnamen sind z. B. »Molkur« oder »Joghurella«, wird die Molke eingedickt. Es entsteht eine bräunliche Flüssigkeit mit einem würzigen, stark sauren Geschmack und charakteristischen Geruch. Im natürlichen Verbund mit der Molke wird dabei das Konzentrat mit rechtsdrehender Milchsäure angereichert. Die Bestandteile der Molke in Verbindung mit der Milchsäure wirken kräftigend auf das Immunsystem.

Die abwehrsteigernden Eigenschaften der Milchsäure beruhen vor allem auf einem Eingriff in den Säure-Basen-Haushalt des Menschen und dem stark desinfizierenden Effekt durch eine Verschiebung des pH-Werts (Maß für den Säuregrad). Der natürliche Säureschutz der Schleimhäute wird regeneriert und eine verstärkte Abwehr von schädlichen Einflüssen ermöglicht. Erreger, die als Ursache zahlreicher Krankheiten angesehen werden, wie Bakterien oder der Hefeschimmelpilz Candida albicans, werden abgetötet oder in ihrem Wachstum gehemmt. Gleichzeitig werden gesunde, dem Menschen nützliche Bakterien angesiedelt.

Diätkurmolke – die Eiweißbombe

Diätkurmolke ist ein Spezialprodukt, das sich durch eine Eiweißanreicherung von durchschnittlich sechs Gramm auf 30 Gramm pro Liter zur Durchführung von reinen Trinkkuren eignet. Sie ist ein optimaler Nährstoffträger mit höchster Nährstoffdichte und erhält durch die Eiweißanreicherung eine sämige Konsistenz und einen der Buttermilch ähnlichen Geschmack.

Achtung: Die Bezeichnung »Diät« bezieht sich nicht auf den Kaloriengehalt, sondern auf den Eiweißzusatz. Im Vergleich ist Diätkurmolke sogar ein wenig kalorienreicher als andere Molken. Verwenden Sie jedoch ausschließlich Diätkurmolke zum Kuren. Nur sie ist optimal geeignet für die klassische Molketrinkkur!

Molke ist eine Wohltat für das Verdauungssystem. Bedenkt man, dass 80 Prozent des menschlichen Immunsystems im Darm lokalisiert sind, wird deutlich, welche Rolle ein intakter Darm für Gesundheit und Wohlbefinden spielt.

Molkeprodukte im Überblick

	Trinkmolke dry	Fruchtmolke Apfel	Fruchtmolken Passionsfrucht und Pfirsich-Maracuja
Basis	Sauermolke	Sauermolke	Sauermolke
Gehalt	Pro 100 ml	Pro 100 ml	Pro 100 ml
▶ Eiweiß	0,8 g	1,1 g	1,1 g
▶ Fett	< 0,3 g	< 0,3 g	< 0,3 g
▶ Kohlenhydrate	4,6 g	12,6 g	12,6 g
▶ Natrium	45,0 mg	45,0 mg	45,0 mg
▶ Kalium	129,0 mg	153,0 mg	153,0 mg
▶ Kalzium	68,0 mg	115,0 mg	115,0 mg
▶ Kilokalorien	24,0	55,0	55,0
▶ Kilojoule	103,0	233,0	233,0
Geschmacksrichtungen	Sauermolke pur	Sauermolke ▶ mit Apfel	Sauermolke ▶ mit Passionsfrucht ▶ mit Pfirsich-Maracuja
Zugesetzte Stoffe	Keine	Fruchtaroma	Fruchtaroma
Zweck	Erfrischung	Erfrischung	Erfrischung
Zielgruppen	Gesundheits-bewusste Verbraucher	Gesundheits-bewusste Verbraucher, Kinder	Gesundheits-bewusste Verbraucher, Kinder

Molkeprodukte im Überblick

Diätkurmolke	Active Molke-drink	Molke-Line Softdrinks	Molke-Fitness-riegel
Sauermolke	Süßmolkepulver	Süßmolkepulver	Süßmolkepulver
Pro 100 ml	Pro Portion fertiges Getränk	Pro Portion 25 g auf 0,3 l	Pro Riegel
3,0 g	3,1 g	3,00 g	3,2 g
0,3 g	—	0,25 g	4,2 g
5,2 g	18,0 g	18,25 g	22,1 g
45,0 mg	Keine Angaben	Keine Angaben	Keine Angaben
184,0 mg	560,0 mg	Keine Angaben	Keine Angaben
122,0 mg	97,5 mg	193,50	Keine Angaben
39,0	87,0	90,50	139,0
164,0	370,0	382,25	584,0
Sauermolke pur	Süßmolke ▶ mit Ananas	Süßmolke ▶ 16 verschiedene Geschmacks-richtungen	▶ Orange ▶ Red Berry ▶ Tropic
Molkeeiweiß	Fruchtaroma, Säuerungsmittel, Aroma, Süßstoff Aspartam, L-Karnitin	Aromen, Vitamine, L-Karnitin	Aromen, Vitamine
Molkekur	Fitness	Fitness	Fitness
Gesundheits-bewusste Verbraucher, Kraftsportler	Abnehmen, Sportler	Abnehmen, Sportler	Sportler

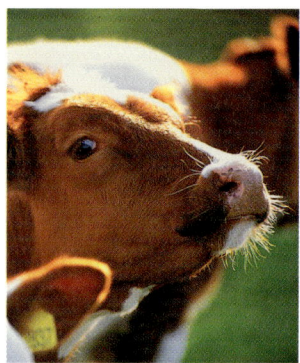

Gesunde Kuhmilch ist die Basis für Molke.

Die inneren Werte – Molke hat es in sich

Obwohl Molke bei der Käseherstellung sozusagen »abfällt«, ist sie alles andere als ein minderwertiger Rest. Im Gegenteil: Sie wird sogar Serum der Milch genannt, weil sie einen großen Teil von deren wertvollen Inhaltsstoffen in konzentrierter Form enthält. Übrigens: Molke ist nicht das einzige Beispiel für ein Nebenprodukt, das sich bei näherer Betrachtung als überaus wertvoll für die menschliche Nahrung entpuppt. Auch die Kleie, die bei der Weißmehlproduktion anfällt, hat zahlreiche wichtige Bestandteile aufzuweisen, obwohl sie jahrzehntelang nur als Schweinefutter verwendet wurde.

Die Inhaltsstoffe

Im Prinzip enthält Molke dieselben Biostoffe wie auch Milch – aber in mengenmäßig anderer Zusammensetzung. So ist sie z. B. viel fettärmer als das Ausgangsprodukt und dadurch besser verträglich. Als Extra liefert sie zusätzlich Orotsäure.

Molke besteht zum größten Teil aus Wasser. Daneben sind die folgenden Inhaltsstoffe die wichtigsten Bestandteile der Molke:

▶ Eiweiß (Protein)
▶ Milchzucker
▶ Milchsäure (bei Sauermolken)
▶ Orotsäure
▶ Mineralstoffe (vor allem Kalzium, Kalium, Natrium)
▶ Vitamine (vor allem B2 und B12)

Eiweiß

Molkeeiweiße sind die hochwertigsten aller Proteine, d. h., sie haben die höchste biologische Wertigkeit aller Nahrungsproteine. Die biologische Wertigkeit wird bestimmt durch den Gehalt an essenziellen Aminosäuren, den Bausteinen der Eiweiße. Essenziell heißen diese Stoffe, weil sie einerseits lebensnotwenig sind, andererseits vom Organismus nicht selbst hergestellt werden können, also von außen zugeführt werden müssen. Enthält ein Protein alle essenziellen Aminosäuren in großer Menge, so ist seine biologische Wertigkeit sehr hoch. Manche Proteine können zwar mit einer Fülle der meisten Aminosäuren aufwarten, oft sind jedoch ein oder zwei Aminosäuren bloß in geringem Umfang vorhanden.

Diese den Wert eines Proteins begrenzenden Aminosäuren bezeichnet man daher auch als die limitierenden (begrenzenden) Aminosäuren. Beispielsweise ist in vielen Getreidesorten die Aminosäure Lysin nur wenig vertreten. Aus diesem Grund hat das Getreideeiweiß eine relativ geringe biologische Wertigkeit. Im Vergleich der verschiedenen eiweißhaltigen Lebensmitteln schneidet, wie die Tabelle auf Seite 16 zeigt, die Molke am besten ab.

Ein Liter deckt den Tagesbedarf

Je hochwertiger ein Protein ist, umso weniger muss der Mensch davon essen, um seinen Eiweißbedarf zu decken.

Dies ist der große Vorteil bei der klassischen Molketrinkkur. Schon 30 Gramm Molkeeiweiß pro Tag genügen für einen Erwachsenen mit 60 Kilogramm Körpergewicht, um ausreichend mit Eiweiß versorgt zu sein! Dies entspricht genau der Menge, die in einem Liter Diätkurmolke enthalten ist.

Ideal für Sportler

Die extrem hohe Eiweißqualität von Molke ist besonders für solche Sportler interessant, die sich in der Trainingsaufbauphase befinden. Während dieser Zeit benötigt der Muskel mehr und vor allem hochwertiges Eiweiß. Die Proteine der Molke sind im chemischen Aufbau dem menschlichen Bluteiweiß ähnlich und können u. a. auch deshalb so gut verwertet werden. Durch die Kombination mit anderen Biostoffen wie Mineralien und Vitaminen sind Molkegetränke echte Powerdrinks für engagierte Sportler. Die leichte Bekömmlichkeit der Molke und schnelle Verwertbarkeit ihrer Inhaltsstoffe macht sie außerdem wertvoll bei der Regeneration nach körperlichen Anstrengungen. Mehr zum »Molke und Fitness« finden Sie ab Seite 80.

Reichlich Aminosäuren halten fit und in Form. Je mehr von den Eiweißbausteinen den Zellen zugeführt werden, desto intensiver wird der Stoffwechsel und damit die Fettverbrennung angekurbelt.

Eiweiß ist nicht gleich Eiweiß	
Eiweißträger	**Biologische Wertigkeit**
▶ Molke	104
▶ Vollei	100
▶ Kartoffel (frisch)	98
▶ Rindfleisch	91
▶ Milch	88
▶ Kabeljau	87
▶ Soja	86
▶ Edamer	84
▶ Reis	81
▶ Roggen	74
▶ Bohnen	73
▶ Erbsen	70
▶ Weizen	56
▶ Gelatine	0

Die Molke breitet sich im Fitnessbereich immer mehr als aufbauendes und erfrischendes Getränk aus. Sie führt den Muskeln Energie in konzentrierter Form zu, ohne dabei den Magen zu belasten.

Milchzucker

Milchzucker (Laktose) ist ein Zweifachzucker (Disaccharid), den das Enzym Laktase in die Einfachzucker Glukose (Traubenzucker) und Galaktose zerlegt. Glukose liefert dem Körper besonders rasch neue Energie. Galaktose, auch Schleimzucker genannt, spielt eine wichtige Rolle bei Aufbau und Funktion wichtiger Stoffe im Gehirn, der Antikörper des Immunsystems, des Bindegewebes und normaler Nervenreaktionen. Als natürliches Therapeutikum gehörte Milchzucker bereits im 19. Jahrhundert zur Standardbehandlung bei chronischer Verstopfung (Obstipation).

Milchzucker kommt in der Natur ausschließlich in der Milch der Säugetiere und des Menschen vor. In der Muttermilch beträgt der durchschnittliche Gehalt an Milchzucker etwa sieben Prozent, in der Kuhmilch etwa 4,8 Prozent. Molke enthält rund fünf Prozent Laktose, die ihr einen schwach süßlichen Geschmack verleiht.

Hält Knochen und Darm gesund

Bei Kindern unterstützt Milchzucker das Knochenwachstum und führt seltener zu Karies als andere Zucker. Bei Erwachsenen wirkt Milchzucker der Osteoporose (Knochenbrüchigkeit) entgegen. Aufgrund der langsamen Freigabe seiner Energiestoffe ist Milchzucker außerdem nützlich bei körperlichen Dauerleistungen.

Wegen seiner schweren Löslichkeit – seine Aufspaltung dauert viermal länger als die der anderen Zucker – gelangt Milchzucker zum Teil bis in die untersten Darmabschnitte, wo er unter Einwirkung der Darmbakterien zum Hauptabbauprodukt Milchsäure umgewandelt wird. Es entsteht das überaus gesundheitsfördernde milchsaure Darmmilieu. Milchzucker hilft auch dabei, Vitamine und Mineralstoffe so umzuwandeln, dass sie vom Organismus besser verwertet werden können.

Milchsäure

Sauermolken liefern eine Extraportion Milchsäure. Und die sorgt für eine intakte Darmflora, denn ein milchsaures Milieu im Darm verhindert die Vermehrung krankheitserregender Mikroorganismen und damit eine Veränderung des Keimspektrums. Dies ist auch wichtig für ein starkes Immunsystem und eine effektive Krankheitsabwehr, denn ein gesunder Darm trägt wesentlich dazu bei, den Körper gegen Erreger und Schadstoffe zu schützen.

Hilft bei Verstopfung

Milchsäure hat außerdem abführende (laxierende) Eigenschaften. Sie führt zur verstärkten Bindung von Wasser im Darm und somit zu einem größeren Stuhlvolumen, wodurch die Darmbewegung (Peristaltik) angekurbelt wird.

Noch bedeutsamer ist die Förderung des Wachstums wünschenswerter Darmbakterien (z.B. Escherichia coli und Lactobacillus bifidus), um eine geschädigte Darmflora »aufzuforsten«. Dies ist notwendig nach entzündlichen Darmprozessen, einer langfristigen Behandlung mit Antibiotika und bei chronischen Lebererkrankungen.

Paradoxerweise macht Milchzucker das Darmmilieu sauer – und damit widerstandsfähiger gegen Krankheitserreger. Gesundheitsfördernde und gärungshemmende Bakterien fühlen sich dagegen ausgesprochen wohl in saurer Umgebung.

Orotsäure

Neben der Milchsäure liefert Molke auch noch eine andere Säure: die Orotsäure. Diese wurde 1905 in Molke entdeckt und kommt ausschließlich in diesem Nahrungsmittel in nennenswerter Menge vor. Sie wird daher gelegentlich als Molkesäure oder Vitamin B13 bezeichnet. Ist der menschliche Organismus gesund, dann ist er selbst in der Lage, ausreichend Orotsäure zu bilden. Orotsäure ist also im eigentlichen Sinn kein Vitamin, denn Vitamine können per Definition nicht vom Körper selbst gebildet werden. Die Orotsäure ist ein Zwischenprodukt, das beim Aufbau der Nukleinsäuren, den Trägern der Gene im Zellkern, entsteht.

Die Orotsäure in der Molke kann natürlich keine bestehende Lebererkrankung wie Zirrhose heilen. Sie kann aber durch ihre anregende Wirkung auf die Leberfunktion bei der Vorbeugung und Therapieunterstützung nützlich sein.

Schützt die Leber

Das Hauptanwendungsgebiet der Orotsäure ist die Leberschutztherapie. Im Tierversuch verhinderte die Orotsäure die Entwicklung einer Leberzirrhose, d. h. einer schweren, unheilbaren Leberkrankheit. Der Grundgedanke beim Leberschutz durch Orotsäure ist der, dass durch die Zufuhr von Orotsäure der Leber energieverzehrende Aufbauarbeit erspart wird. Diese wissenschaftliche Erkenntnis bestätigen bereits eindrucksvoll die Erfahrungen der Ärzte der Antike, Hippokrates und Galen, die das Molketrinken vor allem bei Leberleiden empfahlen. Weiter soll Orotsäure den Cholesterinspiegel positiv beeinflussen.

Inhaltsstoffe der Molkearten

Pro 100 ml	Süßmolke	Sauermolke
Wasser in %	93–94	94–95
Fett in %	Bis 0,8	Spuren
Eiweiß in %	Bis 0,9	Bis 0,9
Milchzucker in %	4,5–5,0	3,8–4,2
Milchsäure in %	Spuren	Bis 0,8
Mineralstoffe in %	0,5–0,7	0,7–0,8
pH-Wert	6,2–6,6	4,5–4,7

Fördert die Magnesiumaufnahme

Orotsäure hat noch eine weitere bemerkenswerte Eigenschaft: Sie schleust Magnesium aus dem Darm in die Blutbahn ein. Magnesium aktiviert zahlreiche Enzyme des Energie- und Proteinstoffwechsels. Es sorgt für das reibungslose Zusammenwirken von Nerven und Muskeln und schützt vor Muskelkrämpfen.

Es wurden sogar Magnesiumpräparate entwickelt, die eine Verbindung aus Magnesium und Orotsäure enthalten. Die Magnesiumaufnahme aus solchen Verbindungen ist deutlich höher als aus herkömmlichen Magnesiumsalzen.

Kalium

Mineralstoffe, wie z. B. Kalium, sind unverzichtbar für den Zellstoffwechsel und müssen dem Körper ebenso wie Vitamine täglich von außen durch die Nahrung zugeführt werden. Molke enthält ein optimal zusammengesetztes Wirkstoffprofil.

Magnesium kommt zwar ebenfalls in der Molke vor, der Gehalt an anderen Mineralstoffen ist jedoch wesentlich bedeutender. Auch die wichtigen Spurenelemente Eisen, Kupfer und Zink sind reichlich vorhanden.

Das Kalium-Natrium-Verhältnis

Für die Ernährungspraxis ist das Kalium-Natrium-Verhältnis in der täglichen Nahrung von entscheidender Bedeutung. Bei den üblichen Ernährungsgewohnheiten der westlichen Länder wird in der Regel viel zu viel Natrium (in Form von Kochsalz) und viel zu wenig Kalium aufgenommen. Dieses Ungleichgewicht führt sehr häufig zu einem hohen Blutdruck, dessen Folgen beispielsweise schwere Krankheiten des Herzes und der Gefäße sein können. Besteht bereits ein Bluthochdruck, ist es besonders wichtig, ein ausgeglichenes Kalium-Natrium-Verhältnis im Speiseplan anzustreben. Dies ist bei der Molke in idealer Weise gegeben. Der Kaliumüberschuss in der Molke hat außerdem auf die Nieren und die ableitenden Harnwege einen entwässernden und durchspülenden Effekt. Damit unterstützt Molke Leber, Blutgefäße, Herz und Nieren bei ihrer Arbeit.

Für Menschen mit einem erhöhten Kaliumbedarf wie Sportler, Schwangere, Stillende, Kinder und Patienten mit Bluthochdruck oder einem sauren Stoffwechsel ist Molke ein ideales Getränk.

Was Kalium alles kann

Molke enthält sehr viel Kalium. Dieser Stoff ist ein Gegenspieler des Natriums und für vielfältige Aufgaben im menschlichen Organismus zuständig. So hält Kalium das Wasser innerhalb der Zelle fest und sorgt somit für eine ausreichende Flüssigkeitsversorgung aller Körperzellen. Auch für die Reizleitung zwischen den Nervenzellen sowie den Nerven- und Muskelzellen ist Kalium unentbehrlich.

Kalzium

Molke fördert die Bildung von Sekreten und damit die Ausscheidung von Giftstoffen und Schlacken. Besonders wichtig ist das für die Nieren, die Leber, das Verdauungssystem und die Haut.

Das Mineralstoffspektrum der Molke wird abgerundet durch einen recht hohen Kalziumgehalt. Dieser schwankt bei den verschiedenen Molkegetränken (siehe auch Tabelle unten) etwas, aber das Kalzium in der Molke hat mit dem Milchzucker einen sehr guten Partner. Milchzucker befördert, ähnlich wie Vitamin D, das Kalzium vom Darm in die Blutbahn. Die Hauptmenge des aufgenommenen Kalziums geht dann als Bau- und Gerüstsubstanz in die Knochen.

Eine gute Kalziumversorgung ist die Basis für ein stabiles Knochengerüst. Bereits im frühen Kindesalter wird mit einer ausreichenden Kalziumaufnahme der solide Grundstein gelegt zur Verhinderung von Rachitis und zur Vorbeugung gegen Osteoporose (Knochenbrüchigkeit) im Alter. Mit einem Glas Molke (200 Milliliter Diätkurmolke oder Fruchtmolke) wird der Tagesbedarf an Kalzium schon zu fast 30 Prozent gedeckt.

Molke als Kalziumlieferant

Lebensmittel/Getränk	Kalzium	DGE-Tagesempfehlung (in 100 g bzw. ml)
Milch (3,5 % Fett)	120 mg	15,00 %
Molke (Frucht-)	115 mg	14,40 %
Diätkurmolke	122 mg	15,25 %
Brokkoli (gekocht)	87 mg	10,88 %
Feigen (getrocknet)	190 mg	23,75 %

Vitamine

Neben den Mineralstoffen der Molke verdienen zwei Vitamine eine Erwähnung: Vitamin B2 und Vitamin B12. Zwar stecken in Molke fast alle bekannten Vitamine, aber nur diese beiden sind in nennenswerter Menge enthalten.

An dem durchaus beachtlichen Vitamin-B-Gehalt der Molke ist zu erkennen, dass die Erhitzung, die für die Haltbarkeit notwendig ist, sehr schonend erfolgt. Durch die modernen technischen Verfahren der Pasteurisation und Ultrahocherhitzung ist es heute problemlos möglich, jederzeit frische Molke anbieten zu können, ohne ihren Vitamingehalt zu beeinträchtigen.

Bei den Molkekuren im 18. Jahrhundert musste die Molke in den frühen Morgenstunden von den Almen ins Tal gebracht und direkt getrunken werden. Schon nach wenigen Stunden wurde die frische Molke ungenießbar. Dieses Problem ist heute durch die schonende Pasteurisierung beseitigt.

Vitamin B2

Vitamin B2 (Riboflavin) gibt der Molke ihre grüngelbliche Farbe. Es ist notwendig für die Energiegewinnung im Körper und besonders für Leistungssportler sehr wichtig. Aber auch im Kampf gegen Übergewicht ist eine ausreichende Versorgung mit Vitamin B2 hilfreich, weil es den Kohlenhydrat- und Energiestoffwechsel im Körper ankurbelt und so Kalorien schneller verbraucht werden. Außer in der Molke ist das Vitamin ebenso in allen anderen Milchprodukten wie Quark, Joghurt oder Käse enthalten, außerdem in Gemüse, Fleisch, Fisch und Vollkornbrot. Der durchschnittliche Tagesbedarf liegt bei Erwachsenen bei 1,5 Milligramm.

Vitamin B12

Ein für strenge Vegetarier bedeutender Stoff ist Vitamin B12 (Kobalamin). Ein Mangel führt zu einer schweren Blutarmut (Anämie). Es unterstützt die Bildung von Cholin im Organismus, einer Substanz, die Bestandteil des Nervenbotenstoffs Azetylcholin ist. Dieser hält die Gehirnzellen jung und hat sanft stimmungsmodulierende Wirkung. Vitamin B12 befindet sich fast ausschließlich in Lebensmitteln tierischer Herkunft. Außer in Molke und anderen Milchprodukten ist es in Fisch, Meeresfrüchten, Algen, Fleisch, Wurst und Eiern enthalten. Der Tagesbedarf ist äußerst gering: 0,003 Milligramm.

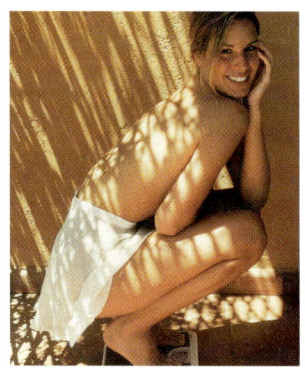

Molke verhilft zum Wohlfühlgewicht.

Mit Molke abnehmen auf sanfte Art

Bei den Molketrinkkuren der alten Griechen und in den Molkekurorten des 18. Jahrhunderts stand die Entgiftung und Entschlackung des Körpers im Vordergrund. Der Ernährungsmediziner Helmut Anemueller beschreibt die Vorzüge der klassischen Molkekur besonders für übergewichtige Menschen.

Das Molkediätkonzept

Anemueller entwickelte ein mehrstufiges Konzept zum vernünftigen und gesunden Abnehmen, bei dem die Molke im Mittelpunkt steht. Dieses Konzept geht ein auf die persönlichen Vorlieben des Einzelnen und lässt Spielraum für ein individuelles Vorgehen. Die Bausteine des Abnehmens mit Molke sind:

▶ Die klassische Molketrinkkur
▶ Die Molkekurzkuren
▶ Die Molkeschalttage
▶ Die Molkediät

Molke ist das ideale Getränk für Diätwillige: Sie ist fett- und kalorienarm, entwässert, transportiert Schadstoffe ab, dämpft Hungergefühle und enthält die wichtigsten Nährstoffe.

Bausteinsystem lässt die Wahl

Aus den einzelnen Bausteinen des Molkediätkonzepts können Sie sich einen oder mehrere heraussuchen und erproben. Sie können beispielsweise die klassische Molketrinkkur einer langfristigen Ernährungsumstellung, beginnend mit der Molkediät, vorschalten, oder auch nur zweimal im Jahr als Frühjahrs- oder Herbstkur anwenden. Oder Sie führen die Molkediät ohne die anderen Elemente durch. Zum Testen genügt auch ein Molkeschalttag oder eine Kurzkur. Ihre Möglichkeiten sind also vielfältig.

Abnehmen und gesund bleiben

In den nachfolgenden Kapiteln sind die einzelnen Elemente des Abnehm- und Fitnesskonzepts mit Molke in allen Einzelheiten und praxisnah beschrieben. Bevor Sie sich für Ihren Weg entscheiden, sollten Sie allerdings einige grundlegende Fakten über das gesunde und vernünftige Abnehmen kennen.

Ursachen des Übergewichts

Um ein Problem lösen zu können, ist es notwendig, Ursachenforschung zu betreiben. Auf überflüssige Pfunde bezogen heißt dies, die Ursachen des lästigen Mehrgewichts zu kennen. Die alte, immer wieder gehörte simple Gleichung »Übergewicht = Unausgeglichenheit zwischen der Kalorienaufnahme und dem -verbrauch« gerät zunehmend unter Beschuss. Das bedeutet: Die Grundannahme »Die Dicken sind selbst schuld an ihrem Elend, denn dick ist, wer zu viel isst und sich zu wenig bewegt« lässt sich zumindest in solcher Ausschließlichkeit nicht mehr halten. Übergewicht hat mehrere Väter. Die wichtigsten sind hier aufgeführt:

▶ Erhöhte Außenreizsteuerung
▶ Bewegungsmangel
▶ Essen als Ersatzbefriedigung
▶ Zerstörung der Esskultur
▶ Zu hohe Fettaufnahme
▶ Vererbung

Unter einer dicken Speckschicht verbergen sich oft alle möglichen Lebensprobleme, die mit Abnehmen allein nicht gelöst werden. Aus Enttäuschung darüber wird dann wieder kräftig an Gewicht zugelegt – ein Teufelskreis für viele, die nicht wissen (wollen), warum sie zu dick sind.

Ihr persönliches Abnehmkonzept

▶ Klassische Molketrinkkur: 1- bis 2-mal im Jahr
▶ Klassische Molketrinkkur + Molkediät
▶ Normalernährung + Molkekurzkur + Molkeschalttage
▶ Molkediät + langfristige Ernährungsumstellung

Erhöhte Außenreizsteuerung

Studien zeigen, dass Übergewichtige empfänglicher sind für von außen einströmende Reize wie verlockende Essensgerüche, ansprechende Speisenpräsentationen u. Ä. Sie haben es beträchtlich schwerer, gegen diese Verführungen zu kämpfen als Normalgewichtige. Mit Hilfe von psychologischen Fragebögen, z. B. der Krankenkassen, lässt sich eine mehr oder weniger starke Außenreizsteuerung feststellen.

Bewegungsmangel

Bewegung sorgt direkt und indirekt für einen Mehrverbrauch an Kalorien. Umrechnungstabellen, wie viele Kalorien man z. B. bei einem 1000-Meter-Lauf verbraucht oder bei einer halben Stunde Tennis, gibt es zuhauf. Zu wenig beachtet wird meist, dass die Bewegung noch viele Stunden nach der jeweiligen Aktivität den Grundumsatz erhöht.

Essen als Ersatzbefriedigung

Vielen Menschen sind die Situationen vertraut, in denen Essen zur Bewältigung von Frust, Stress oder zur Belohnung eingesetzt wird. Die Grundlage für ein solches Essverhalten wird meist im Kindesalter gelegt, wenn Essen als Belohnung – meist in Form von Süßigkeiten – oder zum Trost eingesetzt wird. Diese Gewohnheiten kann verheerende Folgen im Erwachsenenalter haben und muss in einem gezielten Verhaltenstraining mühsam wieder abgelegt werden.

Zerstörung der Esskultur

Essen wird zunehmend zu einer Nebentätigkeit, die nicht mehr bewusst ausgeführt wird, ähnlich dem Volltanken eines Autos. Die Fastfoodkultur führt zu schnellem Herunterschlingen von Lebensmitteln. Man isst mehr, als man braucht. Die Folge: Übergewicht.

Zu hohe Fettaufnahme

Die Wissenschaft ist sich einig: Fett erzeugt Fett. Fett ist der Dickmacher Nummer eins. Es ist zusammen mit Alkohol der kalorienreichste Nährstoff. Eine Beschäftigung mit den fettreichen bzw. fettarmen Lebensmitteln bleibt keinem Abnehmwilligen erspart.

Wer durch Sport überzählige Kilokalorien »abarbeiten« möchte, wird enttäuscht sein, wie viel körperliche Bewegung nötig ist, um ein einziges Käsebrötchen vergessen zu machen. Viel wichtiger ist die Erhöhung des Energiegrundumsatzes durch das richtige Muskel- und Stoffwechseltraining.

Vererbung

Der alte Streit, ob die Umwelt oder die Gene einen stärkeren Einfluss auf Physis und Psyche des Menschen ausüben, tobt auch in der Diskussion zum Thema »Übergewicht«. Zurzeit mehren sich die Anzeichen, dass die Vererbung eine wesentlich größere Rolle bei der Entstehung von Übergewicht spielt, als bisher angenommen.

Das bedeutet jedoch nicht, dass Dicksein schicksalsbestimmt ist. Im Gegenteil: Wer eine Veranlagung zum Übergewicht hat, sollte besonders gut auf seine Lebens- und Ernährungsgewohnheiten achten, um diese Neigungen nicht zu fördern!

Schädliche Diäten

In den westlichen Industrienationen besteht der gesellschaftliche Druck, dem Schönheitsideal von hyperschlanken Models zu entsprechen. Fit und schlank zu sein, ist für viele Menschen ein Ziel, für das sie bereit sind, große Opfer zu bringen. Es vergeht kein Tag, an dem in Illustrierten, Fitnessjournalen und Frauenzeitschriften keine neue Diät angepriesen wird.

Viele dieser Diäten sind wenig sinnvoll, manche sogar gesundheitsschädlich. Traurige Berühmtheit erlangte eine angebliche Wunderdiät, die charakterisiert ist durch eine ungezügelte Fett- und Eiweißaufnahme. Das Einzige, was bei dieser Diät verboten ist, sind kohlenhydratreiche Lebensmittel, eine Empfehlung, die allen wissenschaftlichen Erkenntnissen widerspricht. Ein dramatischer Anstieg der Blutfettwerte und des Cholesterinspiegels sowie der Harnsäure kann dabei zu ernsthaften Gesundheitsschäden führen.

Eine Wunderwaffe gibt es nicht

In Mode sind zurzeit alle möglichen Fatburner oder Fettkillerstoffe von Karnitin bis Koffein, die angeblich problemlos das Körperfett zum Schmelzen bringen. Ohne eine begleitende Ernährungsumstellung bleibt all dies wirkungslos oder wird nur sehr vorübergehende Abnahmeerfolge bringen. Kurzfristig wirkende Wundermittel nützen nur dem Hersteller, der sie vertreibt!

Mit der absolut sicher wirkenden Wunderdiät verhält es sich zwar ähnlich aussichtslos wie mit dem ersehnten Jungbrunnen; dennoch finden dubiose Schlankheitskonzepte immer wieder schnell Anhänger. Oftmals sind dann ernste Gesundheitsschäden die Folge.

Alle Mühe um das Schlank-werden ist eigentlich ver-gebens, wenn man seine alten Essgewohnheiten bei-behält und nicht für regel-mäßige und ausreichende Bewegung sorgt.

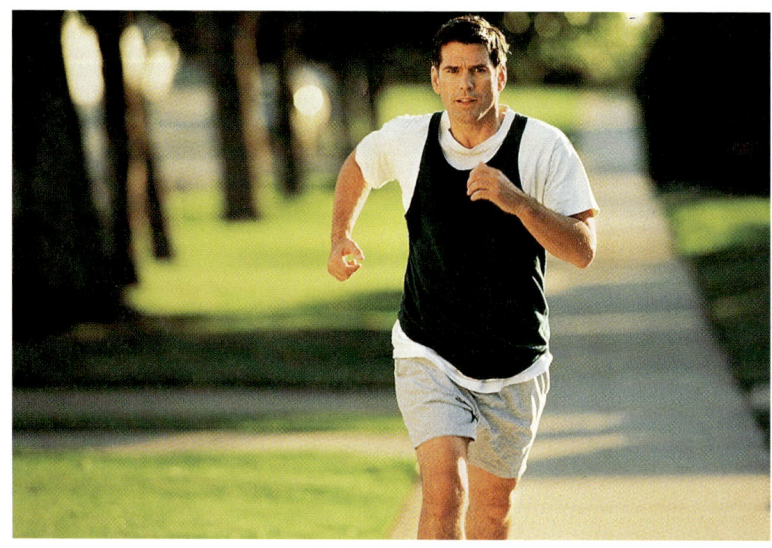

Der Jo-Jo-Effekt

Der Stoffwechsel funktioniert nach alten biologischen Gesetzen und stellt sich bei Radikaldiäten auf Notzeiten um, indem er den Energieverbrauch möglichst drosselt. Wird dann wieder reichlicher gegessen, legt der Körper sofort Vorratslager an, um auf künftige »Hungersnöte« noch besser vorbereitet zu sein.

Ein häufiges Diäthalten mit ständigen, starken Schwankungen des Gewichts führt – wie wir heute wissen – zu einem Jo-Jo-Effekt. Der Körper wehrt sich gegen diese Berg- und Talfahrt mit dem Gewicht und reduziert seinen Grundumsatz, also seinen Basisenergiever-brauch. Die Folge ist, dass solchermaßen Diätgeschädigte selbst bei einer geringen Kalorienaufnahme keine Chance mehr haben, abzu-nehmen. Nur wer langfristig seine Ernährung auf eine solide Grund-lage stellt, wird dauerhaft erfolgreich sein.

Bewegung erhöht den Grundumsatz

Sportliche Aktivitäten unterstützen eine Ernährungsumstellung auf ideale Weise. Vor allem Ausdauersportarten wie Wandern, Joggen, Radfahren, Walking, Skaten, Schwimmen oder Skilanglauf kurbeln die Fettverbrennung an. Sie sind die wahren Fettkiller und helfen auch Diätgeschädigten dabei, den erniedrigten Grundumsatz wieder auf höhere Touren zu bringen.

Das persönliche Idealgewicht

So wie Bergsteiger, die einen hohen Gipfel bezwingen wollen, ihr Basislager aufschlagen, müssen Sie Ihre Basis, d. h. Ihr momentanes Gewicht, ermitteln und Ihr Wunschgewicht festlegen.

Hierzu dienen zwei Formeln: die Broca-Formel und der Bodymass-Index. Letzterer ist wesentlich genauer, aussagekräftiger und daher zeitgemäßer als die sehr bekannte und simple Broca-Formel.

Die Broca-Formel

Sie wurde vor mehr als 100 Jahren von dem französischen Arzt Paul Broca entwickelt und ist heute noch die einfachste Berechnungsart. Sie gibt aber nur einen groben Anhaltspunkt und nimmt keine Rücksicht auf das Lebensalter.

Beachten Sie: Sie gilt nur für Erwachsene, auf keinen Fall für Kinder! Vorsicht: Bei Körpergrößen über 1,90 Meter und unter 1,60 Meter ergeben sich fehlerhafte Werte. Die Formel zur Ermittlung des Normalgewichts lautet:

Körpergröße (in Zentimeter) minus 100 = Normalgewicht (in Kilogramm)

Beispiel Bei 180 Zentimeter Körpergröße ergibt sich ein Normalgewicht von 80 Kilogramm. Geschlechtsspezifisch oder durch den individuellen Körperbau gibt es kleinere Abweichungen, die durch den Toleranzbereich erfasst werden.

▶ *Toleranzbereich bei Männern:* Normalgewicht minus 10 oder bis plus 10 Prozent (im angeführten Beispiel: 72 bis 88 Kilogramm)

▶ *Toleranzbereich bei Frauen:* Normalgewicht minus 15 bis plus 10 Prozent (im angeführten Beispiel: 68 bis 88 Kilogramm)

Genauere Werte und vor allem vernünftigere Toleranzbereiche ergeben sich bei Ermittlung des BMI (Bodymass-Index). Er ist ein wenig komplizierter auszurechnen, aber als Grundlage für eine sorgfältige Planung Ihrer Diät unbedingt zu empfehlen.

Zu dicke Kinder müssen viel Spott erleiden, und kaum je erfüllt sich die Hoffnung, dass sich die Fettpolster »verwachsen«. Wie viel und in welcher Weise ein übergewichtiges Kind abnehmen sollte, muss der Kinderarzt bestimmen. Gängige Berechnungsformeln und Diätkonzepte gelten stets nur für Erwachsene.

BMI-Tabelle

Körpergr. / kg	55	60	65	70	75	80	85	90	95	100	105
1,50	24	27	29	31	33	36	38	40	42	44	47
1,55	23	25	27	29	31	33	35	37	40	42	44
1,60	21	23	25	27	29	31	33	35	37	39	41
1,65	20	22	24	26	28	29	31	33	35	37	39
1,70	19	21	22	24	26	28	29	31	33	35	36
1,75	18	20	21	23	24	26	28	29	31	33	34
1,80	17	19	20	22	23	25	26	28	29	31	32
1,85	16	18	19	20	22	23	25	26	28	29	31
1,90	15	17	18	19	21	22	24	25	26	28	29
1,95	14	16	17	18	20	21	22	24	25	26	28
2,00	14	15	16	18	19	20	21	23	24	25	26

Der Bodymass-Index (BMI)

Der in den USA entwickelte Bodymass-Index wird besser den verschiedenen Menschentypen gerecht als die Broca-Formel. Er ist etwas schwerer zu errechnen, aber Sie können den für Sie zutreffenden Wert auch in der Tabelle ablesen.

So berechnen Sie Ihren BMI-Wert:

*Körpergewicht (in Kilogramm) geteilt durch
Körpergröße (in Meter) zum Quadrat*

Beispiel Der BMI-Wert für einen 1,80 Meter großen und 78 Kilogramm schweren Mann errechnet sich so: 78 Kilogramm geteilt durch (1,80 mal 1,80 Meter) = 24.

Bewertung des BMI

▶ *Unter 19:* Bei Frauen unter 18 Jahren normal. Bei Erwachsenen besteht die Gefahr von krankhaftem Untergewicht (Magersucht).

▶ *19 bis 24 (Frauen)/20 bis 25 (Männer):* Der BMI liegt im Toleranzbereich. Aus medizinischer Sicht ist in diesem Bereich keine Gewichtsabnahme erforderlich.

▶ *25 bis 30 (Frauen)/26 bis 30 (Männer):* Sie haben leichtes Übergewicht. Leiden Sie unter einer ernährungsabhängigen Krankheit wie

z. B. Bluthochdruck, Diabetes mellitus, Fettstoffwechselstörungen oder Gicht, sollten Sie abnehmen.

▶ *31 bis 40 (Frauen und Männer):* Es liegt ein deutliches Übergewicht vor. Sie sollten unbedingt abnehmen.

Vergessen Sie das Idealgewicht

Nicht mehr zeitgemäß ist das so genannte Idealgewicht. Ausgehend von den Statistiken einer amerikanischen Lebensversicherungsgesellschaft, versuchte man zu ermitteln, welches Gewicht mit der höchsten Lebenserwartung verknüpft ist. Aus diesen Berechnung entstand eine Formel für die Berechnung des Idealgewichts: Normalgewicht nach Broca minus 10 Prozent bei Männern und minus 15 Prozent bei Frauen. Das Idealgewicht geht von einem für alle, gleich welchen Körperbautyps, idealen Gewicht aus. Es ist somit für Menschen mit kräftigem Körperbau praktisch unerreichbar und folglich unrealistisch und auch unsinnig.

Ermitteln Sie Ihr Zielgewicht mit Hilfe des Bodymass-Index. Wichtig: Arbeiten Sie nicht mit unrealistischen Vorgaben. Falls Sie beispielsweise einen BMI von 29 haben, versuchen Sie nicht, einen Wert von 20 anzustreben. Ihr Körper wird gegen eine solch übermäßige Abnahme rebellieren. Ein Scheitern ist vorprogrammiert. Bei dem vorgegebenen Beispiel wäre es vernünftig, langfristig einen Wert von 25 in Angriff zu nehmen.

Die richtige Diätform wählen

Nach Festlegung Ihres individuellen Wunschgewichts stellt sich die Frage nach der Methode – klassische Molketrinkkur, -diät, Molkeschalttage, -kurzkuren oder Kombinationen daraus. Trauen Sie sich zu, eine Fastenkur mit Molke durchzustehen, oder ist es stimmiger, mit einer weniger drastischen Molkediät einzusteigen? Beziehen Sie auch Ihren Beruf, Ihre private Situation und Ihre Lebensgewohnheiten in Ihre Diätplanung mit ein. Entscheiden Sie, welche Elemente des Abnehm- und Fitnesskonzepts mit Molke für Sie am besten sind.

Ein besonderer Vorteil der Molketrinkkur und -diät ist der maximale Abbau der Fettdepots. Das Abnehmen geht nicht zu Lasten der wertvollen Körpereiweißbestände, sondern nachweislich auf das Konto der Fettpolster.

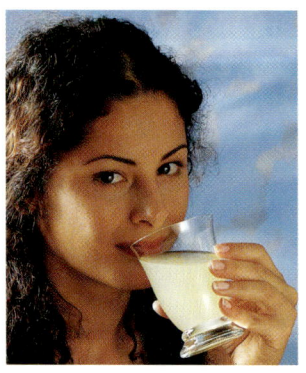

Trinken Sie sich fit mit Molke!

Die klassische Molketrinkkur

Die klassische Molketrinkkur ist unter praktischen Erwägungen die einfachste Methode, schnell und gesund überflüssige Pfunde loszuwerden und gleichzeitig etwas für den gesamten Stoffwechsel zu tun. Sie brauchen dazu lediglich:

▶ Einen Liter Diätkurmolke pro Tag
▶ Frischpflanzensäfte aus Artischocke, Brennnessel und Löwenzahn
▶ Ein bis zwei Liter Kräutertee und/oder Mineralwasser pro Tag

Dies ist die intensivste Form einer Molkekur und kommt dem traditionellen Fasten am nächsten.

Hinweise zur Durchführung

Gerade bei stark reduzierter Kost wie der klassischen Molkekur sollten alle verwendeten Lebensmittel von erstklassiger Qualität sein. Auch wenn Sie beim Einkauf nach der Devise »Das Beste ist gerade gut genug« verfahren, werden Sie nicht kostspieliger leben als bei üblicher Ernährung.

Je nach persönlicher Vorliebe kann die Kur durch zwei kleine Mahlzeiten aus Kartoffeln und gedünstetem Gemüse erweitert werden. Wählen Sie als Gemüse nur zarte Gemüsesorten, wie z. B. Karotten, Tomaten, Spargel, Fenchel und Auberginen. Dünsten Sie diese in frischer Butter, und geben Sie kein Salz zu. Würzen Sie das Gemüse ausschließlich mit Zitrone, frischen Kräutern und Gewürzen.

Die Dauer der Molketrinkkur

Die Dauer der klassischen Molketrinkkur ist variabel und sollte sich nach Ihren persönlichen Zielen, Erfahrungen und vor allem Ihrem Wohlbefinden richten.

Die erste Kur sollte im Idealfall eine Woche dauern. Innerhalb dieses Zeitraums sind im Körper schon intensive Umstellungen zu verzeichnen. Sie lernen, wie Ihr Körper, Geist und auch Ihre Seele reagieren. Kein Mensch ist wie der andere, und gerade das Erleben einer fastenähnlichen Kur ist von Person zu Person verschieden. Manche Menschen fühlen sich geradezu euphorisch und haben das Gefühl, Bäume ausreißen zu können, andere erleben die eine oder andere Krise oder gar Unwohlsein.

Unter diesen Aspekten ist eine Woche für den Anfang gerade richtig. Der Körper wird weder unter- noch überfordert. Falls Sie schon längere Kur- oder Fastenerfahrung haben, können Sie den Zeitraum auch auf zwei oder gar drei Wochen ausdehnen.

Gesünder – eiweißergänztes Fasten

Selbst bei einer vierwöchigen Molketrinkkur baut der Körper keine lebensnotwendigen Eiweiße ab, was beim so genannten Nullfasten gefährlich werden kann. Die Ergebnisse einer vierwöchigen klassischen Molketrinkkur bei stark übergewichtigen Patienten belegten eindrucksvoll, dass das Molkefasten in erster Linie die Fettreserven angreift und nicht das Eiweiß.

Voraussetzung ist – und dies kann nicht genug betont werden –, dass Sie wirklich ausschließlich die speziell mit Eiweiß angereicherte Diätkurmolke trinken!

Eiweißergänztes Fasten mit Molke macht nicht nur schlanker, sondern auch schöner. Die bei anderen Diäten oft eintretende Erschlaffung des Bindegewebes und Faltenbildung der Haut bleiben bei Molkekuren aus.

Ihre Kuranleitung

▶ *1. bis 2. Kurtag:* je 1 Liter Diätkurmolke, je 80 Milliliter Brennnessel-Frischpflanzensaft, je etwa 1,5 bis 2 Liter Kräutertee und/oder stilles Mineralwasser

▶ *2. bis 3. Kurtag:* je 1 Liter Diätkurmolke, je 80 Milliliter Löwenzahn-Frischpflanzensaft, je etwa 1,5 bis 2 Liter Kräutertee und/oder stilles Mineralwasser

▶ *5. bis 6. Kurtag:* je 1 Liter Diätkurmolke, je 80 Milliliter Artischocken-Frischpflanzensaft, je etwa 1,5 bis 2 Liter Kräutertee und/oder stilles Mineralwasser

▶ *Ab 7. Kurtag:* je 1 Liter Diätkurmolke, je 80 Milliliter Brennnessel-Frischpflanzensaft, je etwa 1,5 bis 2 Liter Kräutertee und oder stilles Mineralwasser

Die Elemente der Molketrinkkur

Diätkurmolke

Im Zentrum der klassischen Molketrinkkur steht die Diätkurmolke. Bitte verwenden Sie ausschließlich dieses Molkegetränk zum Kuren. Sie ist die einzige Molke, die zusätzlich mit hochwertigem Molkeeiweiß angereichert wurde.

So wird dem beim Nullfasten unter Umständen gefährlichen Eiweißverlust des Körpers begegnet! Bei der kurmäßigen Tagestrinkmenge von einem Liter Diätkurmolke werden dem Organismus 30 Gramm Molkeeiweiß zugeführt, so dass der Eiweißbestand im Körper während der Kur erhalten bleibt.

Wissenschaftliche Studien, die begleitend zur Molketrinkkur vorgenommen wurden, zeigten eindrucksvoll, dass die Gewichtsabnahme nahezu ausschließlich auf den Verlust an Körperfett zurückzuführen war und nicht auf einen unerwünschten und gesundheitsschädlichen Verlust an körpereigenem Eiweiß.

Naturreine Frischpflanzensäfte sind nicht unbedingt ein kulinarisches Erlebnis: Vergleiche z. B. mit Fruchtsäften fallen ziemlich enttäuschend aus. Der gesundheitliche Wert von Brennnessel & Co. macht diesen Nachteil aber wett.

Frischpflanzensäfte

Sehr bewährt hat sich das begleitende Trinken von Frischpflanzensäften. Dieses sind die natürlichsten Arzneimittel, die man sich denken kann. Sie werden nur durch das Pressen der jeweiligen Frischpflanzen gewonnen, schonend erhitzt und abgefüllt. Geschlossen sind sie bei Raumtemperatur mehrere Jahre lang haltbar. Nach dem Öffnen müssen sie im Kühlschrank aufbewahrt werden und innerhalb von einer, spätestens zwei Wochen aufgebraucht werden. Wie Sie aus der Kuranleitung (siehe Seite 31) ersehen können, sollten Sie pro Tag 80 Milliliter eines Safts trinken. Da eine Flasche 160 Milliliter enthält, benötigen Sie für zwei Tage je eine Flasche.

Sie sollten die drei Säfte Brennnessel, Löwenzahn und Artischocke nacheinander an den einzelnen Kurtagen verwenden. Warum sind speziell diese Heilpflanzen sinnvoll?

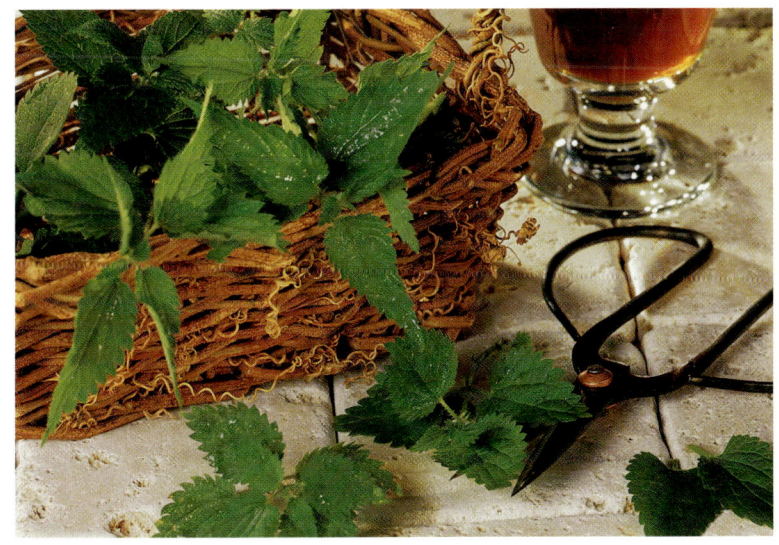

Brennnesseln betrachten viele Menschen als Unkraut; dabei sind sie Heilpflanzen mit zahlreichen positiven Wirkungen auf den menschlichen Organismus. Ihren Saft bekommt man beispielsweise im Reformhaus.

Brennnessel-Frischpflanzensaft

Brennnessel-Frischpflanzensaft hat einen hohen Eisengehalt, außerdem enthält er die Vitamine A und C in größeren Mengen sowie Mineralstoffe, Kieselsäure und Lezithin.

Er wird eingesetzt zur Durchspülung von Nieren und Blase sowie zur Vorbeugung und Behandlung von Nierengrieß, der Vorstufe von Nierensteinen. Seit alters gilt er als bewährtes Mittel zur Blutreinigung und gegen Hautunreinheiten. Eine weitere Wirkung macht ihn besonders geeignet für eine Schlankheitskur: Brennnessel erhöht den so genannten Grundumsatz. Dies ist der Verbrauch an Energie, den man selbst in völliger Ruhe noch hat. Somit unterstützt Brennnesselsaft das Abnehmen zusätzlich auf natürliche Weise.

Löwenzahn-Frischpflanzensaft

Löwenzahn-Frischpflanzensaft hat ebenfalls eine durchspülende Wirkung auf die Nieren. Zusätzlich regt er den Gallenfluss an und fördert somit die Verdauung, speziell die Fettverdauung. Achtung: Löwenzahnsaft darf nicht angewendet werden bei einem Verschluss der Gallenwege, bei Darmverschluss oder bei eitriger Gallenblase!

Auch nach einer Molkekur kann man die gesunden Wildkräuter öfter einmal in der Küche einsetzen: Junge Brennnesseln lassen sich wie Kerbel für schmackhafte Kräuterrahmsuppen verwenden, während zarte Löwenzahnblätter sich gut in gemischten Salaten machen.

Artischocken-Frischpflanzensaft

Artischocken-Frischpflanzensaft, der aus den frischen Blättern und Blütenknospen der Artischocke gewonnen wird, wirkt sich besonders fördernd auf die Leberfunktionen aus. Neben einer gallentreibenden Wirkung wird die Leberdurchblutung und -entgiftung verbessert. Artischockensaft ist somit eine ideale Ergänzung zur Molke.

Achtung: Artischockensaft darf nicht angewendet werden bei einer bekannten Allergie gegen Korbblütler, bei Verschluss der Gallenwege oder Vorhandensein von Gallensteinen!

Auf reichlich zusätzliche Flüssigkeit achten

Mit einem Liter Diätkurmolke und 80 Milliliter Frischpflanzensaft pro Tag erreichen Sie noch nicht die bei Trinkkuren erforderliche Gesamtflüssigkeitsaufnahme von 2,5 bis 3 Liter am Tag. Diese Menge ist unbedingt notwendig, um den intensiven Entgiftungsprozessen im Stoffwechsel Rechnung zu tragen. Der Körper setzt bei einer solch fastenähnlichen Kur eine Vielzahl von Stoffwechselend- und -zwischenprodukten frei.

Der Molkeexperte Dr. Anemueller spricht von einer gründlichen Reinigung des so genannten Grundgewebes, in das alle Organe eingebettet sind. Um diese Schlacken auszuscheiden, ist eine ausreichende Flüssigkeitszufuhr unentbehrlich.

Kräutertee und Mineralwasser

Ein Praxistipp: Kochen Sie morgens zwei Liter Kräutertee Ihres Geschmacks, füllen Sie ihn in eine oder zwei Thermoskannen. So können Sie abends auf einfache Weise kontrollieren, ob Sie genügend getrunken haben: Die Kannen müssen leer sein.

Falls Sie den Tee ganz oder teilweise durch Mineralwasser ersetzen möchten, ist es ratsam, stilles Wasser zu verwenden. Die Kohlensäure wirkt erfahrungsgemäß belastend auf Magen und Darm. Sie sollten auch den Natriumgehalt des Wassers beachten. Am besten geeignet ist ein natriumarmes Wasser (es enthält dann weniger als 20 Milligramm Natrium pro Liter).

Mit dem Mineralwasserboom der letzten Jahre kamen viele als mild oder leicht bezeichnete Sorten auf den Markt, die nur ganz schwach und feinperlig sprudeln. Wer stilles Mineralwasser überhaupt nicht mag, kann auf diese kohlensäurearmen Varianten ausweichen.

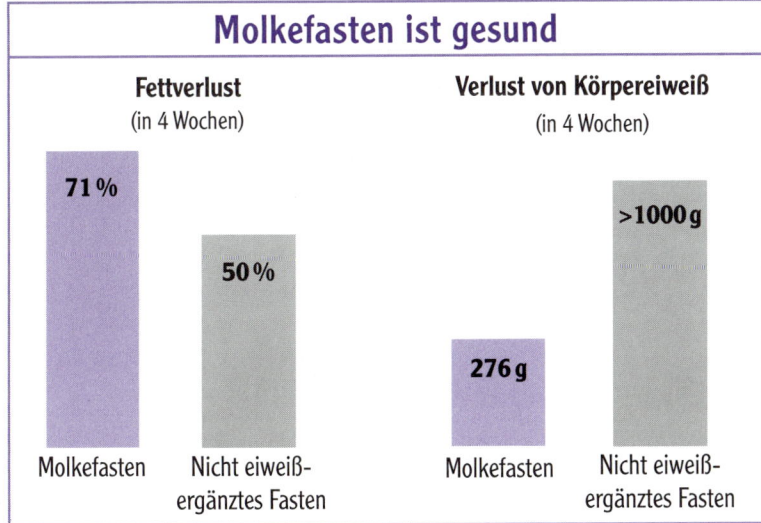

Molkefasten ist gesund

Gemeinsam fastet sich's leichter: Der Durchhaltewille wird gestärkt, wenn der Partner oder Freunde mitmachen bei einer Molkekur. Ideal ist es, wenn man die Fastentage mit einem erholsamen Kurzurlaub verbinden kann.

Grundregeln des Molkefastens

Die sechs Phasen der Kur

Das eiweißergänzte Fasten mit Molke unterliegt praktisch den gleichen Gesetzmäßigkeiten wie eine herkömmliche Fastenkur mit Obst- und Gemüsesäften (nach Buchinger). Es ist daher notwendig, die Grundregeln des Fastens zu kennen, um so genannten Fastenkrisen vorzubeugen und den Körper optimal zu entgiften und zu entschlacken. Bei chronischen Krankheiten ist zunächst der Hausarzt zu befragen, ob eine Molkekur erlaubt ist. Eine Fastenkur sollte immer nach den folgenden Phasen ablaufen:

▶ Vorbereitung und Information
▶ Entlastungstag(e)
▶ Darmreinigung
▶ Fastenkur + regelmäßige Darmreinigung
▶ Fastenbrechen
▶ Aufbautag(e)

Vorbereitung und Information – die Einstimmung

Wie bei einer Wanderung oder Reise sollte man vor einer Fastenkur darüber Bescheid wissen, was auf einen zukommen kann. Beim Fasten werden erfahrungsgemäß Außenreize, wie z. B. Farben und Stimmungen, viel intensiver als sonst erlebt. Auch eine besondere seelische Aufgeschlossenheit ist typisch für das Erlebnis Fasten. Es ist kein Zufall, dass in fast allen Weltreligionen Fastenperioden wichtige Elemente des spirituellen Lebens sind.

Die Leistungsfähigkeit muss beim Fasten nicht zwangsläufig eingeschränkt sein. Im Gegenteil, viele erfahrene Faster berichten von einer Verbesserung des geistigen und körperlichen Zustands. Besorgen Sie sich entsprechende Fastenliteratur, und/oder sprechen Sie mit erfahrenen Fastern, um sich auf Ihre Kur einzustimmen. Bedenken Sie allerdings, dass die Molketrinkkur ein wenig anders verläuft als das herkömmliche Saftfasten.

In fast allen Weltreligionen gibt es vorgeschriebene oder angeratene Fastenzeiten, die der inneren Besinnung dienen sollen. Auch außerhalb religiöser Riten haben viele Menschen gelegentliche Fastenkuren als ein Mittel zur spirituellen Bewusstseinserweiterung entdeckt.

Entlastungstag(e)

Keinem Organismus kann zugemutet werden, von gutbürgerlicher Hausmannskost in das Fastenabenteuer zu springen. Wie bei einer allmählichen Gewöhnung des Körpers an kaltes Wasser müssen Magen und Darm mit einem oder mehreren Entlastungstagen auf das Fasten vorbereitet werden. Dabei gilt: Pro Kurwoche ist ein Entlastungstag notwendig. An diesem Tag sollten Sie nur ganz leichte Kost zu sich nehmen und besondere körperliche oder nervliche Belastungen vermeiden. Sie können den Entlastungstag individuell nach Ihren Vorlieben gestalten. Nehmen Sie die folgenden Vorschläge als Anregung.

Frühstück

Geeignet ist z. B. ein Müsli in folgender Zusammensetzung: 1 Becher fettarmer Joghurt mit 2 Esslöffeln Milch, 2 Esslöffeln Haferflocken, Frischobst (Apfel, Birne oder Banane), 1 Teelöffel Honig, eventuell noch einige Rosinen und/oder Nüsse. Als Getränk gibt es 1 Glas Molke sowie Kräuter- oder Früchtetee nach Belieben.

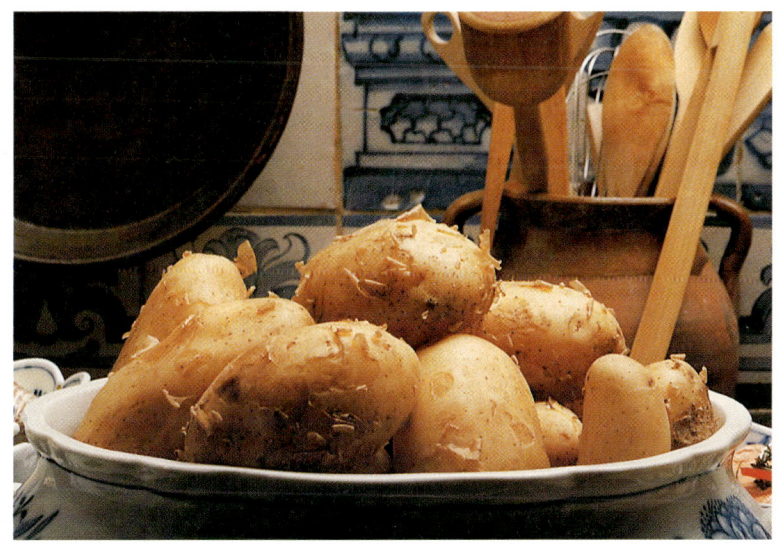

Kartoffeln, die in der Schale gegart werden, muss man gründlich abbürsten und waschen. Anschließend werden die so genannten Augen und alle grünen Stellen herausgeschnitten. Dann kocht man die Knollen in frischem Wasser.

Zwischenmahlzeit am Vormittag

Essen Sie 1 Scheibe Knäckebrot mit Frischkäse, Schnittlauchringen und Radieschenscheiben belegt.

Mittagessen

Mittags können es Pellkartoffeln mit Kräuterquark sein. Für den Kräuterquark benötigen Sie: 150 Gramm Magerquark, 1 Esslöffel Sonnenblumen- oder Leinöl, Schnittlauch oder Dill sowie 1/2 Zwiebel und nach Geschmack 1 Zehe klein gehackten Knoblauch.

Zwischenmahlzeit am Nachmittag

Als Snack gibt es einen Dip mit Kohlrabi, Paprika und Möhrenstiften; den Dip bereiten Sie mit 1 kleinen Becher Joghurt (1,5 %), etwas Zitronensaft, Salz und Pfeffer zu. Dazu: 1 Glas Diätkurmolke.

Abendessen

Bestreichen Sie 2 Scheiben Roggenvollkornbrot mit Butter und vegetarischem Brotaufstrich, und essen Sie 1 Tomate dazu. Zu trinken gibt es Kräuter- oder Früchtetee und/oder Mineralwasser nach Belieben.

Ausgezeichnet schmeckt zu Pellkartoffeln auch das gesundheitlich besonders hochwertige Kürbiskernöl. Das dunkelgrüne Öl mit intensiv nussigem Geschmack kommt in bester Qualität aus der Steiermark.

Darmreinigung

Während bei einer herkömmlichen Fastenkur mit Gemüse- und Obstsäften eine anfängliche Darmreinigung mit dem salinischen Abführmittel Glaubersalz unbedingt notwendig ist, kann beim Molkefasten eventuell darauf verzichtet werden. Aufgrund der abführenden Wirkung der Milchsäure und des Milchzuckers reguliert die Molke die Darmtätigkeit fast von allein.

Zur Sicherheit ist jedoch bei jeder Kur, die für einen längeren Zeitraum als drei Tage geplant ist, zu Beginn und gegebenenfalls während der Anwendung eine Darmreinigung mit einem Einlauf zu empfehlen. Zwar schreckt der Einlauf zunächst viele Menschen ab, er gewährleistet jedoch ein mildes, darmschonendes Abführen. Besonders bei Fastenkrisen, deren Symptome Kopf- und Gliederschmerzen sowie ein allgemeines Unwohlsein sind, wirkt der Einlauf oft Wunder.

Ideal für den Einlauf zur Darmreinigung ist ein so genanntes Miniklistier. Die sehr einfach anzuwendende Apparatur zeigt rasche Wirkung – weshalb man unbedingt in der Nähe einer Toilette bleiben sollte.

So funktioniert ein Einlauf

▶ Füllen Sie ein Abführklistier (erhältlich in Apotheken) mit lauwarmem Wasser.

▶ Ist am Klistier ein Absperrhahn vorhanden, schließen Sie diesen. Ansonsten knicken Sie den Schlauch einfach ab.

▶ Halten Sie das Klistier hoch, oder hängen Sie es im Badezimmer an einen Haken oder die Türklinke.

▶ Stützen Sie sich mit den Knien und Ellbogen am Boden ab, und führen Sie das vorher eingefettete Darmrohr so tief wie möglich in den After ein.

▶ Verweilen Sie ruhig in dieser Haltung, bis Sie nach rund drei Minuten den Entleerungsreiz wahrnehmen. Wasser und Stuhl schießen dann heraus.

Molkefastenkur

Nach der eventuellen Darmreinigung können Sie die Molketrinkkur entsprechend der Anleitung auf Seite 31 durchführen. Trinken Sie den Liter Diätkurmolke in kleinen Portionen über den Tag verteilt.

Auch die 80 Milliliter des jeweiligen Frischpflanzensafts sollten Sie pur oder verdünnt mit Mineralwasser auf mehrere kleine Portionen pro Tag verteilen. Trinken Sie die Diätkurmolke und die Frischpflanzensäfte während Ihrer Kur nach einem festen Rhythmus.

Fastenbrechen

Das Beenden einer Kur, bei der Sie keinerlei feste Nahrung aufgenommen haben, wird als Fastenbrechen bezeichnet. Der Moment, in dem die Trinkkur beendet wird, wird vom Fastenden als feierlicher Augenblick empfunden. Das Fastenbrechen geschieht in der Regel mit einem gedünsteten Apfel, der in aller Ruhe und sehr bewusst verzehrt wird. Der Körper bekommt nach längerer Zeit das Signal zum Beenden des Fastenstoffwechsels.

Aufbautag(e)

Wie beim Beginn des Fastens dürfen Sie Ihren Körper auch am Ende nicht überfordern. Magen und Darm müssen sich langsam wieder an feste Nahrung gewöhnen. Es leuchtet ein, dass in dieser Phase schwer bekömmliche Speisen verfehlt wären. Den zweiten Aufbautag können Sie nach dem Vorbild des ersten (siehe Kasten) gestalten. An den folgenden Tagen sollten Sie Ihren Körper Schritt für Schritt wieder an Ihre normale Ernährung heranführen.

Es ist zwar verführerisch, nach einer Fastenkur mal wieder richtig zu schlemmen, aber alles andere als bekömmlich. Der Organismus braucht ein paar Tage, um sich wieder an größere Portionen und feste Nahrung zu gewöhnen.

Speiseplan für den ersten Aufbautag

Nachdem Sie am Vormittag die Kur mit einem gedünsteten Apfel beendet haben, bietet sich am Mittag eine leichte Gemüsesuppe an. Nehmen Sie 1 Teelöffel Gemüsebrühe aus dem Reformhaus, und geben Sie die Gemüsezutaten Ihres Geschmacks hinein. Gut verträglich sind beispielsweise in kleine Würfel geschnittene Kartoffeln oder Möhren. Für den Hunger zwischendurch eignet sich 1 Scheibe Knäckebrot mit Frischkäse, und am Abend ist z. B. eine Möhrencremesuppe zu empfehlen.

Möhrencremesuppe für die Aufbautage

Zutaten: 300 g Möhren, 1/2 l Gemüsebrühe, Pfeffer, Koriander, 5 EL Schlagsahne

Zubereitung: Die Möhren waschen, putzen und in Würfel oder Scheiben schneiden. Die Gemüsebrühe aufkochen, das Gemüse hinzugeben und etwa 20 Minuten lang garen. Mit Pfeffer und Koriander würzen. Die Möhren mit Hilfe eines Pürierstabs oder in einem Küchenmixer pürieren, die Konsistenz sollte flüssig-cremig sein. Die Sahne unterrühren und die Suppe nochmals erwärmen.

Im Zweifelsfall sollten Sie mit Ihrem Arzt abklären, ob eine Molkekur für Sie ratsam ist. In jedem Fall ist es günstig, dafür einen Zeitpunkt zu wählen, an dem Sie nicht stark beruflich oder privat eingespannt sind und Zeit haben, sich zwischendurch auszuruhen.

Gegenanzeigen – ärztliche Indikation

Hier ist die Kur nicht erlaubt

Der Begriff »Gegenanzeige« stammt aus dem Arzneimittelbereich und beschreibt Krankheiten oder Zustände (z. B. Schwangerschaft), in denen ein bestimmtes Mittel nicht eingenommen werden darf. Auch bei einer Fastenkur gibt es Gegenanzeigen, d. h. Situationen, die sich auf keinen Fall zum Fasten eignen. Diese sind:

▶ Schwangerschaft und Stillzeit
▶ Zehrende Krankheiten, wie z. B. Krebserkrankungen
▶ Schwere psychische Erkrankungen
▶ Infektionskrankheiten
▶ Auch Kinder sollten keine Fastenkuren durchführen
▶ Zahlreiche Stoffwechselkrankheiten, bei denen Fasten nur unter ärztlicher Aufsicht durchgeführt werden darf

Hier hilft Molkefasten

Der Experte Dr. Anemueller nennt die folgenden Anwendungsgebiete für eine Molketrinkkur aus medizinischen Gründen:

▶ Arteriosklerotische Blutgefäßerkrankungen
▶ Bluthochdruck
▶ Diabetes mellitus Typ II

▶ Fettstoffwechselstörungen (erhöhter Cholesterin- und/oder Triglyzeridwert)

▶ Chronische Verstopfung (Obstipation), Störungen von Darmmilieu und Darmfunktion, auch in Verbindung mit Abführmittelmissbrauch

▶ Fettsucht (Adipositas)

▶ Gicht und erhöhte Harnsäurewerte

▶ Chronisch-entzündliche Erkrankungen der Haut

▶ Zustand nach Herzinfarkt, Hirninfarkt oder Hirnblutung in Verbindung mit Übergewicht und Stoffwechselstörungen

▶ Chronische Erkrankungen der Leber und der Gallenwege

Vorbeugend – Molkekurzkuren

Molkekuren, auch nur für zwei bis drei Tage angewandt, können dazu beitragen, den genannten Erkrankungen und Risikofaktoren wirksam vorzubeugen. Wie Sie eine Molkekurzkur zur Stärkung von Blutgefäßen, Immunsystem, Magen, Darm, Herz, Leber und Nieren praktisch durchführen können und welche zusätzlichen Maßnahmen sinnvoll sind, finden Sie ab Seite 60.

Molkekurzkuren haben den Vorteil, weniger anstrengend für den Körper zu sein, und stellen nicht so hohe Anforderungen an das Durchhaltevermögen. Man kann sie unbedenklich öfter einlegen, um einen bestimmten organischen Funktionskreis zu stärken.

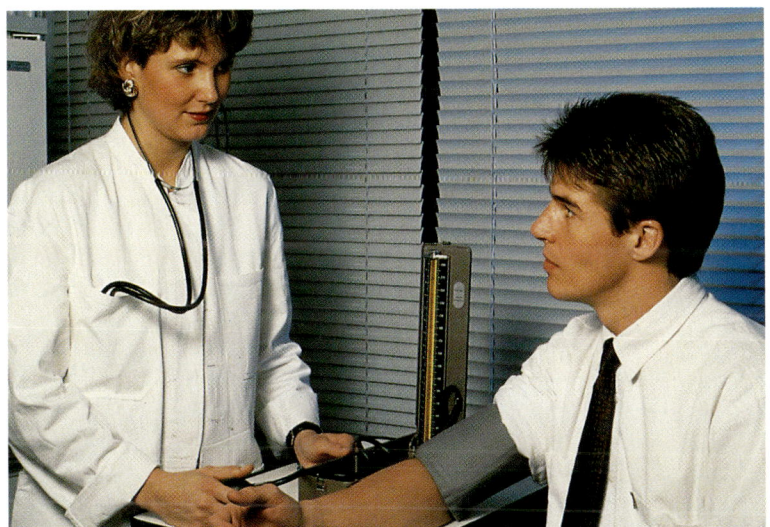

Die regelmäßige Kontrolle des Blutdrucks ist nicht nur für ältere Menschen wichtig, um Störungen rechtzeitig entgegenzuwirken. Von Bluthochdruck spricht man, wenn die Werte über 160/95 mmHg (Millimeter auf der Quecksilbersäule) liegen.

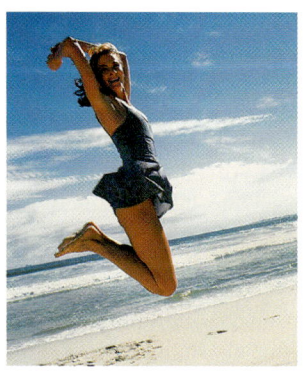

Gute Laune trotz Diät – Molke macht's möglich.

Vital und schlank mit der Molkediät

Eine Molketrinkkur, vor allem wenn sie mindestens über eine Woche durchgeführt wird und damit dem Fasten gleichzusetzen ist, ist nicht jedermanns Sache. Falls Sie zu den Menschen gehören, die auf keinen Fall auf feste Nahrung verzichten können oder wollen, kommt für Sie die 14-tägige Molkediät infrage.

Der sanftere Einstieg

Die Molkediät ist wie die Molketrinkkur eine Möglichkeit des Einstiegs in eine veränderte Ernährungsweise. Der Organismus wird zwar nicht ganz so intensiv umgestimmt wie bei der Trinkkur; ein Vorteil besteht jedoch darin, dass Sie theoretisch und praktisch mehr über eine gesunde Ernährung erfahren und eine Vielzahl von Rezepten ausprobieren können. Wichtig: Wie bei der klassischen Molketrinkkur trinken Sie pro Tag einen Liter Diätkurmolke über den Tag verteilt! Bei der Molkediät erhalten Sie einen genauen Speiseplan für zwei Wochen. Außerdem gibt es neben Mineralwasser und den in den Rezepten angegebenen Säften Kräutertee nach Belieben; zum Frühstück sollten es auf jeden Fall ein bis zwei Tassen sein.

Diät kommt von Diaita

Leider hat sich der Begriff »Diät« in unserem Sprachgebrauch von der ursprünglichen Bedeutung weit entfernt. Der Ernährungsmediziner Dr. Anemueller hat immer wieder darauf hingewiesen, dass das Wort »Diät« vom griechischen »diaita« stammt, was frei übersetzt in etwa gesunde Lebensführung bedeutet. Die alten Griechen verstanden hierunter genau das, was heute mit dem Schlagwort der ganzheit-

Ohne die grundsätzliche Umstellung auf eine gesündere, möglichst vollwertige Ernährung kann keine Schlankheitsdiät dauerhaften Erfolg haben. Die Molkediät verspricht keine Wunder über Nacht, aber Gewichtsabnahme auf gesunde und sanfte Art. Die Rezepte dafür wurden von Christa Anemueller entwickelt.

lichen Gesundheit umschrieben wird. Zur ganzheitlichen Gesundheit gehört die Ernährung genauso wie ausreichende Bewegung, geistige Aktivität, eine harmonische Partnerschaft, eine intakte Umwelt zu Hause und am Arbeitsplatz, befriedigende soziale Kontakte u. v. m., was das Leben lebenswert macht.

Langfristige Ernährungsumstellung nötig

Der aktuelle Bezug zur Ernährung wird deutlich: Eine Diät, die nicht eingebettet ist in eine grundlegende und langfristige Ernährungs- und Lebensumstellung, wird nur kurzfristige Erfolge bringen. Nicht das Abnehmen ist schwierig, sondern das Halten eines vernünftigen Körpergewichts auf Dauer. Dabei spielen auch die Bewegung und ein geändertes Essverhalten eine zentrale Rolle. Betrachten Sie daher die Molkediät nicht als eine von vielen Diäten im herkömmlichen Sinn, sondern als Einstieg in eine grundlegende Ernährungsumstellung.

Der 14-Tage-Speiseplan

Was Sie im Haus haben sollten

▶ 1 kleine Dose Ananasvollfrucht (ungesüßt)
▶ Butter
▶ Diätkurmolke (pro Tag benötigen Sie 1 Liter)
▶ Gewürze: Hefestreuwürze, Kümmel, Oregano, edelsüßes Paprikapulver, Pfeffer, Vollmeersalz, Zimtpulver, Honig, Ahornsirup, Muskat, Gemüsebrühe instant, Lorbeerblätter
▶ Getreideprodukte: Hirse, Vollkornhaferflocken, Vollkornreis, Weizenkörner oder Weizenvollkornschrot
▶ Kaltgepresstes Sonnenblumenöl
▶ Kräutertees nach Geschmack
▶ Kürbis- und Sonnenblumenkerne
▶ 1 kleines Glas grüne Oliven
▶ Tomatenspread (Tomatenpaste aus dem Reformhaus)

Verwenden Sie Vollmeersalz mit Jodzusatz in der Küche, das ist wesentlich gesünder als einfaches Kochsalz. Dennoch sollte man so sparsam wie möglich damit umgehen, denn Salz speichert Wasser im Körper, verzögert den Kurerfolg und treibt den Blutdruck in die Höhe.

Sanoghurt ist ein mit besonderen Milchsäurekulturen hergestellter Joghurt, der überwiegend rechtsdrehende Milchsäure enthält.

Der Einkauf vor der Diät

▶ 750 g Äpfel

▶ 600 g kleine Kartoffeln

▶ 200 g Schalotten

▶ 100 g Zwiebeln

▶ 3 Zitronen

▶ 2 Saftorangen

▶ 1 Grapefruit

▶ 100 g Walnüsse
(oder 50 g Walnusskerne)

▶ 4 Feigen

▶ 4 Backpflaumen

▶ 1 Packung Vollkornbrot

▶ 6 Eier

▶ 1 Becher Crème fraîche

▶ 1 Becher Hüttenkäse

▶ 120 g bayerischer Frischkäse

▶ 125 g Kräuterquark

▶ 6 Becher Sanoghurt (1,5 %)*

▶ 1 Becher Sanoghurt mit
Frucht (1,5 %)*

▶ 1/2 Liter Frischmilch

▶ 2 Becher Magerquark

* Sanoghurt ist im Reformhaus erhältlich

Das sollten Sie jeweils am Vortag besorgen

▶ **Für den 1. Tag**

200 Gramm Tomaten, 1 Fenchelknolle, 1 Bund Lauchzwiebeln, 1 Bund Petersilie

Frisches Obst und Gemüse aus der Region ist vitaminreicher als auf langen Transportwegen und im Geschäft bereits abgelagertes. Kaufen Sie die Zutaten für Ihre Kur auf Wochenmärkten und in Bioläden, und gehen Sie lieber häufiger einkaufen, als Vorräte anzulegen.

▶ **Für den 2. Tag**

100 Gramm Erdbeeren, 200 Gramm Champignons, 150 Gramm frisches Sauerkraut

▶ **Für den 3. Tag**

1 Kiwi, 1 Staude Chicorée, 1 Portion Gartenkresse, 150 Gramm Brokkoli, 20 Gramm geriebener Käse

▶ **Für den 4. Tag**

1 Lauchzwiebel (vom 1. Tag), 100 Gramm Möhren, 1 Kohlrabi, 1 Bund Radieschen, 1 Bund Petersilie, 1 Tomate

▶ **Für den 5. Tag**

1 Kopf Radicchio, 200 Gramm grüne Bohnen, 2 Birnen, 1 Stängel Bohnenkraut, 1 Scheibe Tilsiter Käse (20 Gramm)

▶ **Für den 6. Tag**

50 Gramm Feldsalat, 1 Paprika, 1/2 Camembert (30 %), 1 Tomate

▶ **Für den 7. Tag**

1 kleinen Kopf Weißkohl, 1 Bund Petersilie, 1 Möhre, 5 Gramm frischer Meerrettich

▶ **Für den 8. Tag**

150 Gramm Trauben, 1 Salatgurke, 1 kleine Zucchini, 4 Blätter Basilikum, 1 Bund Radieschen, 1 Bund Schnittlauch, 1 Bund Dill, 1 Tomate, 20 Gramm Roquefort, 20 Gramm Parmesan oder Emmentaler

▶ **Für den 9. Tag**

1 Kiwi, 100 Gramm Salatgurke (vom Vortag), 1 rote Paprikaschote, 1 Bund Dill, 200 Gramm Beerenfrüchte (je nach Saison)

▶ **Für den 10. Tag**

1 Möhre, 1 Lauchzwiebel, 50 Gramm Champignons, 1 Bund Petersilie, 250 Gramm Staudensellerie, 20 Gramm Roquefort

▶ **Für den 11. Tag**

200 Gramm Gemüsezwiebel, 10 Gramm geriebener Käse, 1 Kohlrabi, 1 große Möhre, 1 Staude Chicorée, 1 Bund Schnittlauch

▶ **Für den 12. Tag**

1 Möhre, 1 Stück Sellerieknolle, 1 Stange Lauch, 1 Staude Chicorée, 1 große Birne (150 Gramm), 1 Scheibe Goudakäse (20 Gramm)

▶ **Für den 13. Tag**

1 Stange Lauch, 20 Gramm geriebener Käse, 50 Gramm Sellerie, 1 Ananas

▶ **Für den 14. Tag**

1 kleine Banane, 1 Möhre, 100 Gramm Champignons, 1 Bund Petersilie, 1 Birne, 1 Portion Gartenkresse

Auch Frühstücksmuffel, die morgens mit einer Tasse Kaffee auskommen, sollten während der Kur das Müsli nicht auslassen. Wer so früh noch gar nichts herunterbekommt, kann sich die Mischung in einer Plastikdose mit zum Arbeitsplatz nehmen.

1. Diättag

Frühstück – Vollkornmüsli

Zutaten: 30 g Weizenvollkornschrot, 1/8 l Frischmilch, einige Tropfen Zitrone, 1 TL Honig oder Ahornsirup, 1 mittelgroßer Apfel

Zubereitung: Weizenschrot über Nacht in Wasser einweichen. Am Morgen Frischmilch, einige Tropfen Zitrone und Honig oder Ahornsirup unterrühren. Apfel waschen, mit der Schale reiben und sofort unter den Brei mischen.

Backkartoffeln sind immer ein Genuss! Kaufen Sie am besten solche aus Bioanbau; sie sind unbehandelt und meist auch aromatischer. Die Knollen sollten fest, ohne Keime und grüne Stellen sein.

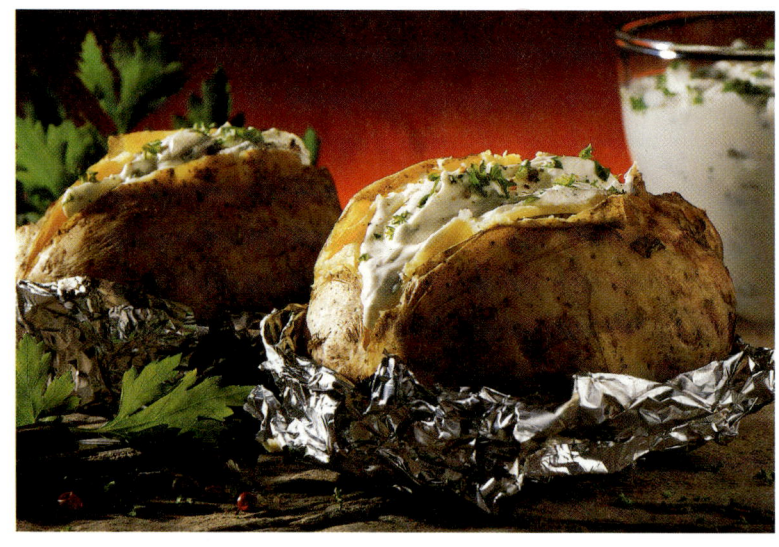

Getreideschrot soll möglichst frisch gemahlen sein, damit die Vitamine erhalten bleiben. Es gibt für den Hausgebrauch preiswerte Handmühlen, die für geringe Getreidemengen ausreichen. Die meisten Reformhäuser und Bioläden mahlen aber auf Wunsch auch kleinere Portionen.

Mittagessen – Vollkorngnocchi

Zutaten: 30 g Weizenvollkornschrot, 1 Eigelb, 1 EL gehackte Petersilie, 2 Prisen Hefestreuwürze, Salz, 1 Zwiebel, 1 TL kaltgepresstes Sonnenblumenöl, 1 große Tomate, Pfeffer, Oregano

Zubereitung: 1 Tasse Wasser zum Kochen bringen, Schrot hineingeben. Zu einem dicken Brei kochen. Unter den abgekühlten Brei Eigelb und Petersilie mischen, mit Hefestreuwürze abschmecken. Mit einem nassen Löffel kleine Gnocchi abstechen und im leicht kochenden Salzwasser 10 Minuten gar ziehen lassen.

Zwiebel abziehen und in kleine Würfel schneiden. Öl in einer Pfanne erhitzen und die Zwiebel darin glasig dünsten. Tomate kreuzweise einschneiden und mit kochendem Wasser überbrühen. Abziehen, das Fruchtfleisch aufschneiden. Mit der Zwiebel dünsten, mit Hefestreuwürze, Pfeffer und Oregano würzen. Zu den Gnocchi servieren.

Abendessen – Provençalischer Salat

Zutaten: 1 Fenchelknolle (ca. 150 g), 2 Lauchzwiebeln, 1 Tomate, 1 TL kaltgepresstes Sonnenblumenöl, 1 TL Crème fraîche, Zitronensaft, 1 Prise Vollmeersalz, Pfeffer, 1 EL Kürbiskerne, 4 Oliven

Zubereitung: Fenchel und Lauchzwiebeln waschen und putzen. Fenchelknolle in feine Streifen und Lauchzwiebeln in Ringe schneiden. Tomate waschen, den Stängelansatz ausschneiden und das Fruchtfleisch achteln. Alles zusammen in eine Schüssel geben und mit Öl, Crème fraîche und Zitronensaft mischen. Salzen und pfeffern und mit Kürbiskernen und Oliven servieren.

2. Diättag

Frühstück – Sanoghurt mit Erdbeeren

Zutaten: 1 Becher Sanoghurt (1,5 %), 1 TL Zitronensaft, 1 TL Ahornsirup oder Honig, 100 g Erdbeeren, 10 g gehackte Walnüsse oder Sonnenblumenkerne

Zubereitung: Sanoghurt mit Zitronensaft und Sirup oder Honig verrühren. Die gewaschenen Erdbeeren klein schneiden. Mit den Nüssen oder Sonnenblumenkernen in eine Schale geben und Sanoghurt darüber verteilen.

Mittagessen – Champignonragout mit Vollkornreis

Zutaten: 200 g Champignons, 2 Schalotten, 1 TL kaltgepresstes Sonnenblumenöl, Hefestreuwürze, Pfeffer, 1 TL Crème fraîche, 1 EL gehackte Petersilie, 40 g Vollkornreis

Zubereitung: Champignons waschen, putzen und in Scheiben schneiden. Schalotten abziehen, klein hacken und in Öl glasig dünsten. Champignons beifügen und unter Rühren rasch anbraten. Mit Hefestreuwürze und Pfeffer abschmecken. Crème fraîche unterrühren und ca. 10 Minuten bei schwacher Hitze garen. Mit gehackter Petersilie bestreuen. Vollkornreis kochen und dazu servieren.

Abendessen – Rohkost und Backkartoffeln

▶ Sauerkrautsalat mit Apfel

Zutaten: 150 g frisches Sauerkraut, 1 kleiner Apfel, 1 TL kaltgepresstes Sonnenblumenöl

Zubereitung: Sauerkraut klein schneiden. Apfel waschen, entkernen und klein würfeln. Beides zusammen mit Öl gut mischen.

Pilze sind bei Gesundheitsbewussten etwas in Verruf geraten, weil sie in besonders hohem Maß Schadstoffe aus dem Boden anreichern. Champignons und ihre braunen Verwandten, die Egerlinge, sind aber unbedenklich, weil sie nur aus Züchtungen auf speziellen Unterlagen im Handel sind.

▶ Kräuterquark mit Backkartoffeln

Zutaten: 2 kleine Kartoffeln, Kümmel, 125 g Kräuterquark

Zubereitung: Kartoffeln gründlich waschen und abbürsten, längs halbieren, Schnittflächen in Kümmel tauchen. Auf ein Backblech setzen und bei 200 °C im Backofen für ca. 40 Minuten garen. Wem das zu lange dauert, kocht die Kartoffeln in der Schale mit 1 Teelöffel Kümmel. Dazu gibt es Kräuterquark.

3. Diättag

Frühstück – Hüttenkäse mit Kiwi und Nüssen

Zutaten: 1/2 Becher Hüttenkäse, einige Tropfen Zitronensaft, 1 TL Ahornsirup oder Honig, 1 Kiwi, 10 g Walnusskerne

Zubereitung: Hüttenkäse mit der Gabel auflockern. Zitronensaft und Ahornsirup oder Honig unterrühren. Die Kiwi schälen, halbieren und das Fruchtfleisch in dünne Scheiben schneiden. Die Walnusskerne grob hacken und mit den Kiwischeibchen vorsichtig unter den Hüttenkäse mischen.

Dazu Kräutertee trinken.

Mittagessen – Salat und Gemüsegratin

▶ Chicorée-Kresse-Salat

Zutaten: 1 Staude Chicorée, 1 TL kaltgepresstes Sonnenblumenöl, Zitronensaft, 1 Prise Vollmeersalz, Pfeffer, 1 Portion Gartenkresse

Zubereitung: Chicorée waschen, in Blätter zerlegen und diese längs halbieren. Mit Öl, Zitronensaft, Salz und Pfeffer anrichten. Die Kresse abschneiden, waschen und darüber streuen.

▶ Gratinierter Brokkoli

Zutaten: 150 g Brokkoliröschen, Zitronensaft, 1 EL Crème fraîche, 20 g geriebener Käse

Zubereitung: Brokkoli waschen, putzen und in Röschen zerteilen. Brokkoliröschen kurz in wenig kochendem Wasser dünsten. Danach abtropfen lassen und auf eine feuerfeste Platte legen. Mit einigen Tropfen Zitrone würzen. Die Crème fraîche und den geriebenen Käse darüber verteilen. Im heißen Backofen gratinieren.

Brokkoli hat dicke lange Stängel, die keineswegs zum Abfall gehören. Man schneidet das holzige Ende ab und schält sie wie Spargel; in mundgerechte Stücke zerteilt, gibt man sie etwa zwei Minuten vor den Röschen ins Kochwasser.

Abendessen – Apfel-Feigen-Dessert

Zutaten: 1 kleiner Apfel, einige Tropfen Zitronensaft, 1 Prise Zimt-pulver, 1 TL Ahornsirup oder Honig, 2 Feigen, 1 EL Sonnenblumen-kerne, 1/2 Becher Hüttenkäse

Zubereitung: Apfel waschen und reiben, mit Zitronensaft beträufeln, mit Zimt und Sirup oder Honig würzen. Feigen klein würfeln, mit Sonnenblumenkernen, Apfel und Hüttenkäse vermischen.

4. Diättag

Frühstück – Vollkornbrot mit Frischkäse

Zutaten: 1 Scheibe Vollkornbrot, 30 g Frischkäse, 1 Bund Radies-chen, 1 Prise Vollmeersalz, Pfeffer, 1 Orange

Zubereitung: Vollkornbrot mit Frischkäse bestreichen. Radieschen waschen, in feine Scheiben schneiden und darauf legen. Mit 1 Prise Salz und Pfeffer würzen. Dazu die Orange essen.

Mittagessen – Gemüsesuppe und Fruchtjoghurt

Zutaten: 1 Lauchzwiebel, 1 Möhre (ca. 100 g), 1 Kohlrabi (ca. 150 g), 1 TL kaltgepresstes Sonnenblumenöl, Hefestreuwürze, Pfeffer, 1 Bund Petersilie, 1 Becher Sanoghurt mit Frucht (1,5 %)

Zubereitung: Gemüse waschen, putzen und klein schneiden. 1/2 Liter Wasser zum Kochen bringen, Gemüse zufügen und garen. Öl un-terrühren und mit Gewürzen abschmecken. Petersilie waschen, hacken und darüber streuen.

Zum Dessert gibt es 1 Becher Sanoghurt mit Frucht.

Abendessen – gefüllte Quarktomate

Zutaten: 1 große Tomate (ca. 100 g), 30 g Frischkäse, 50 g Mager-quark, 1 Scheibe Vollkornbrot, 1 TL Butter

Zubereitung: Tomate waschen, den oberen Teil abschneiden. Das Fruchtfleisch mit dem Löffel herauslösen. Frischkäse mit Quark und dem herausgelösten Fruchtfleisch vermischen. Quarkmasse in die ausgehöhlte Tomate füllen und den abgeschnittenen Teil darauf set-zen. Mit Vollkornbrot und Butter servieren.

Besonders köstlich schmecken zu diesem Dessert frische Feigen. Essreif haben sie eine gelblich violette Schale; wenn diese dagegen matt und klebrig erscheinen, sind sie überreif. Am besten entfalten sie ihr Aroma gut gekühlt.

5. Diättag

Frühstück – Apfelmüsli

Zutaten: 1 kleiner Apfel (ca. 100 g), einige Tropfen Zitronensaft, 1 TL Ahornsirup oder Honig, 10 g Vollkornhaferflocken, 1 Becher Sanoghurt (1,5 %)

Zubereitung: Apfel waschen, reiben und mit Zitronensaft beträufeln. Ahornsirup oder Honig, Haferflocken und den geriebenen Apfel mit Sanoghurt vermischen. Dazu Kräutertee trinken.

Mittagessen – Salat und Gemüse

▶ Radicchiosalat

Zutaten: 1/2 Kopf Radicchio, 1 Schalotte, 1 Spritzer Zitronensaft, 1 Prise Vollmeersalz, Pfeffer, 1 TL kaltgepresstes Sonnenblumenöl

Zubereitung: Radicchio waschen, putzen und in mundgerechte Stücke zupfen. Schalotte abziehen, in kleine Würfel schneiden und mit Zitronensaft, Salz, Pfeffer und Öl unter den Salat mischen.

▶ Bohnen- und Birnengemüse mit Pellkartoffel

Zutaten: 200 g grüne Bohnen, 2 Schalotten, 1 Birne (ca. 100 g), 1 Stängel Bohnenkraut, 1 TL kaltgepresstes Sonnenblumenöl, 1 Prise Vollmeersalz, Pfeffer, Hefestreuwürze, 1 kleine Kartoffel

Zubereitung: Bohnen putzen, klein schneiden, Schalotten abziehen und hacken. Beides mit der halbierten Birne und dem Bohnenkraut weich kochen. Nach dem Garen das Bohnenkraut entfernen. Öl unterrühren und mit Salz, Pfeffer und Hefestreuwürze abschmecken. Als Beilage gibt es die in der Schale gekochte Kartoffel.

Abendessen – italienischer Salat und Käsebirne

▶ Radicchiosalat (Zutaten und Zubereitung siehe oben)
▶ Tilsiterbirne

Zutaten: 1 Scheibe Vollkornbrot, 1 TL Butter, 1 Scheibe Tilsiter Käse (20 g), 1 Birne (ca. 100 g)

Zubereitung: Vollkornbrot dünn mit Butter bestreichen, den Käse darauf legen. Birne waschen, entkernen, das Fruchtfleisch in dünne Scheiben schneiden und auf dem Käsebrot verteilen.

Radicchio gehört wie Chicorée zur Zichorienfamilie mit deren charakteristischen Bitterstoffen. Sie wirken günstig auf die Verdauung und die Blutgefäße. Der rote Salat mit den weißen Rippen ist das ganze Jahr über auf dem Markt.

6. Diättag

Frühstück – amerikanische Art

Zutaten: 1 Ei, 1 TL Butter, Salz, 1 Scheibe Vollkornbrot, etwas klein gehackter Schnittlauch, 1 Glas frisch gepresster Orangensaft (150 ml)

Zubereitung: Die Butter bei mittlerer Hitze in einer Pfanne zerlassen. Das Ei in der Butter je nach Wahl als Spiegel- oder Rührei zubereiten. Sparsam mit dem Salz würzen und noch heiß auf dem Vollkornbrot verteilen. Mit dem Schnittlauch garnieren. Dazu den frisch gepressten Orangensaft trinken.

Normalerweise ist ein typisch amerikanisches Frühstück mit süßen Pfannkuchen und gebratenem Schinken nicht gerade eine Diätmahlzeit. Diese »abgespeckte« Version dürfen Sie sich aber ruhigen Gewissens schmecken lassen.

Mittagessen – Salat und gefüllte Paprikaschote

▶ Feldsalat

Zutaten: 50 g Feldsalat, 1 Schalotte, 1 TL kaltgepresstes Sonnenblumenöl, Zitronensaft, Pfeffer, 1 Prise Vollmeersalz

Zubereitung: Den Feldsalat waschen, putzen und gut abtropfen lassen. Größere Teile zerpflücken. Die Schalotte abziehen und in feine Würfel schneiden. Das Sonnenblumenöl mit dem Zitronensaft, Pfeffer, Salz und den Schalottenwürfeln verrühren. Das Dressing über den Salat gießen und unterheben. Feldsalat sollte nicht zu lange stehen gelassen werden, denn er wird leicht lappig. Also: erst kurz vor dem Servieren anmachen.

▶ Gefüllte Paprikaschote mit Weizenvollkornschrot

Zutaten: 1 Paprikaschote, 1 Schalotte, 1 TL kaltgepresstes Sonnenblumenöl, 30 g Weizenschrot, Hefestreuwürze, Pfeffer, 1 TL Tomatenspread, Fett für die Form

Zubereitung: Paprika waschen und in der Mitte teilen. Stiel, Kerngehäuse, Samen und weiße Haut entfernen. Schalotte abziehen, in kleine Würfeln schneiden und in Öl glasig dünsten. Weizenschrot zufügen, kurz rösten, dann 1 Tasse Wasser zugießen. Aufkochen und zu einem festen Brei quellen lassen.

Brei mit Hefestreuwürze, Pfeffer und Tomatenspread würzen. Die Paprikahälften mit der Masse füllen. Nebeneinander in eine gefettete, feuerfeste Form setzen, etwas Flüssigkeit zugießen und im geschlossenen Topf für etwa 25 Minuten dünsten.

Abendessen – französischer Camemberttoast mit Tomate

Zutaten: 1/2 Camembert (30 % Fett), 1 TL Crème fraîche, 1 Scheibe Vollkornbrot, 1 Tomate, 1 Zwiebel, Pfeffer

Zubereitung: Backofen auf 180 °C vorheizen. Camembert mit einer Gabel zerdrücken und mit Crème fraîche zu einer geschmeidigen Creme verrühren. Vollkornbrot mit der Käsemasse bestreichen. Brot auf eine feuerfeste Platte legen und im vorgeheizten Backofen in 5 Minuten goldbraun backen. Tomate waschen, Zwiebel abziehen. Beides in Scheiben schneiden und mit Pfeffer würzen. Mit dem überbackenen Brot anrichten und gleich servieren.

7. Diättag

Frühstück – echter Vollkornbrei

Zutaten: 4 EL Weizenkörner, 1/2 l Wasser, 1 TL Honig, 1/8 l Milch

Zubereitung: Weizenkörner am Abend grob mahlen, mit Wasser bedecken und zugedeckt über Nacht einweichen lassen. Am Morgen zu dem Schrot Wasser geben und bei mäßiger Hitze 10 Minuten lang quellen lassen. Dabei ab und zu umrühren. Brei mit Honig süßen und mit frischer Milch servieren.

Mittagessen – Kohlroulade mit Frischkäsefüllung

Zutaten: 4 Weißkohlblätter, Salz, 30 g Frischkäse, 2 EL Magerquark, Pfeffer, 2 Stängel Petersilie, 1 TL Öl, 2 Kartoffeln (ca. 100 g)

Zubereitung: Kohlblätter waschen, die Mittelrippen flach schneiden. Die Blätter für 4 Minuten in kochendem Salzwasser blanchieren, abtropfen lassen. Frischkäse mit Quark mischen, salzen und pfeffern. Petersilie waschen, trockenschwenken und fein hacken. Unter die Frischkäsemischung rühren. Die blanchierten Kohlblätter überlappend aufeinander legen. Mit der Käse-Quark-Masse bestreichen, einrollen und Roulade mit einem Holzspieß schließen. In einem Topf Öl erwärmen, die Roulade darin rundum goldgelb anbraten. Etwas Flüssigkeit zugießen und bei geschlossenem Topf 15 Minuten lang garen. In der Zwischenzeit Kartoffeln waschen und mit der Schale in wenig Wasser weich kochen. Kartoffeln mit der Roulade anrichten.

Brei aus Getreideschrot war viele Jahrhunderte lang das übliche Frühstück in den meisten europäischen Ländern. Milch und Honig als Zutaten waren ein besonderer Luxus – meist wurde der Schrot einfach in Wasser oder Gemüsebrühe gekocht.

Abendessen – Kohlsalat und Sandwich

Zutaten: 100 g Weißkohl, 1 Schalotte, 1 kleine Möhre, 1 TL kaltgepresstes Sonnenblumenöl, 1 TL Zitronensaft, 5 g frisch geriebener Meerrettich, 1 TL Crème fraîche, 1/2 Apfel, 1 Prise Vollmeersalz, Pfeffer, 30 g Frischkäse, 1 Scheibe Vollkornbrot

Zubereitung: Weißkohl waschen, putzen und in feine Streifen hobeln. Schalotte abziehen und klein hacken, Möhre putzen und grob raffeln. Beides mit dem Kohl mischen. Öl mit Zitronensaft, fein geriebenem Meerrettich und Crème fraîche zu einer Sauce rühren. Die Apfelhälfte waschen, schälen und in die Sauce reiben; salzen und pfeffern. Das vorbereitete Gemüse untermischen. Dazu das mit dem Frischkäse bestrichene Vollkornbrot essen.

Frischer Weißkohl schmeckt knackig und ist sehr gesund – nur reagieren empfindliche Mägen manchmal gereizt darauf. Besser verträglich wird der Salat durch eine kräftige Prise Kümmel, der außerdem blähungswidrig wirkt.

8. Diättag

Frühstück – Meraner Art

Zutaten: 1 Scheibe Vollkornbrot, 20 g Roquefort, 150 g Weintrauben

Zubereitung: Vollkornbrot mit Roquefort belegen. Weintrauben waschen und frisch als Beilage verzehren.

Mittagessen – Salat und Zucchinigratin

▶ Gurken-Dill-Salat

Zutaten: 100 g Salatgurke, 1 Schalotte, 1 TL Crème fraîche, Zitronensaft, Pfeffer, Vollmeersalz, 1 Bund Dill

Zubereitung: Gurke waschen und in feine Scheiben hobeln. Schalotte abziehen, klein hacken. Beides mit Crème fraîche und Zitronensaft mischen, würzen und mit gehacktem Dill bestreut servieren.

▶ Zucchinigratin

Zutaten: 200 g Zucchini, Salz, Fett für die Form, 4 Blätter frisches Basilikum, 20 g geriebener Parmesankäse oder Emmentaler, 10 g Butter

Zubereitung: Zucchini waschen, in Scheiben schneiden und mit wenig Salz bestreuen. Zucchinischeiben dachziegelartig in eine gefettete Auflaufform legen. Basilikum waschen, trocknen und zerkleinern. Mit dem Käse über das Gemüse streuen. Butter in Flöckchen darauf setzen. Im Backofen bei 200 °C gratinieren.

Würziger Roquefortkäse und aromatische blaue Weintrauben sind eine echte Delikatesse für Feinschmecker. Wer es so pikant zum Frühstück noch nicht mag, kann sein Brot mit einem milderen Käse, mit Hüttenkäse oder Quark essen.

Abendessen – Salat niçoise

Zutaten: 100 g Kartoffeln, 5 Radieschen, 100 g Salatgurke, 1 Tomate, 1 Schalotte, 1 TL kaltgepresstes Sonnenblumenöl, 1 TL Crème fraîche, 1 Spritzer Zitronensaft, 1 Prise Vollmeersalz, Pfeffer, 1 hart gekochtes Ei, 1 Bund Schnittlauch, 2 Oliven

Zubereitung: Kartoffeln in der Schale kochen, pellen und in Scheiben schneiden. Radieschen und Gurke waschen und ebenfalls in Scheiben schneiden, Tomate waschen und achteln. Mit den Kartoffelscheiben vermischen. Schalotte abziehen und klein hacken. Schalottenwürfel mit Öl, Crème fraîche und Zitronensaft zu einem Dressing rühren, würzen und über den Salat geben. Das Ei pellen, fein würfeln. Schnittlauch waschen, trocknen und klein hacken. Beides mit den Oliven über den Salat streuen.

9. Diättag

Frühstück – Vollkornquarkbrot mit Kiwi

Zutaten: 50 g Magerquark, 1 TL Honig oder Ahornsirup, 2 EL Frischmilch, einige Tropfen Zitronensaft, 1 Scheibe Vollkornbrot, 1 TL Butter, 1 Kiwi

Zubereitung: Quark mit Honig und Milch verrühren. Mit einigen Tropfen Zitrone würzen. Vollkornbrot mit Butter dünn bestreichen, Quarkmasse darüber verteilen. Kiwi schälen, in dünne Scheiben schneiden und auf den Quark legen.

Mittagessen – serbisches Gurkengemüse

Zutaten: 1 Zwiebel (ca. 50 g), 1 TL kaltgepresstes Sonnenblumenöl, 100 g Salatgurke, 1 rote Paprikaschote, 1 TL Crème fraîche, Hefestreuwürze, Pfeffer, 1 Bund Dill, 30 g Vollkornreis

Zubereitung: Zwiebel abziehen, fein hacken und in Öl glasig dünsten. Gurke schälen, Kerne entfernen, würfeln. Paprikaschote waschen, putzen und in Streifen schneiden. Beides mit der Zwiebel anbraten. Etwas Flüssigkeit zugießen und bei geschlossenem Topf garen. Crème fraîche und Gewürze unterrühren. Dill waschen, trocknen und gehackt über das Gemüse streuen. Dazu gibt es gekochten Vollkornreis.

Auch die etwas festeren und aromatischeren Gemüsegurken eignen sich gut für den Salat niçoise. Man muss hier aber immer noch an einem Ende probieren, ob die Gurke nicht bitter ist – was man den großen Salatgurken erfolgreich weggezüchtet hat.

Abendessen – Beerenquark

Zutaten: 200 g Beerenfrüchte nach Geschmack (Erdbeeren, Heidelbeeren, Himbeeren oder Johannisbeeren), Saft von 1/2 Zitrone, 200 g Magerquark, 1 EL Honig oder Ahornsirup, 1 Tasse Frischmilch, 10 g gehackte Walnüsse

Zubereitung: Beeren waschen, gut abtropfen lassen (Erdbeeren klein schneiden). Mit Zitrone würzen. Quark mit Honig oder Ahornsirup und mit Milch verrühren. Die Beeren unter die Quarkcreme heben und alles mit gehackten Walnüssen bestreuen.

10. Diättag

Frühstück – Apfel-Möhren-Frischkost

Zutaten: 1 Apfel (ca. 150 g), 100 g Möhren, einige Tropfen Zitronensaft, 1 TL Honig oder Ahornsirup, 2 EL Sanoghurt (1,5 %), 1 EL Sonnenblumenkerne

Zubereitung: Apfel waschen, Möhren putzen, beides raspeln. Mit einigen Tropfen Zitronensaft beträufeln. Honig oder Ahornsirup mit dem Joghurt verrühren und mit den Apfeln-Möhren-Raspeln mischen. Mit Sonnenblumenkernen bestreuen und sofort servieren.

Mittagessen – Kartoffelcremesuppe mit Champignons

Zutaten: 1 Lauchzwiebel, 1 TL kaltgepresstes Sonnenblumenöl, 150 g Kartoffeln, 200 ml Wasser oder Gemüsebrühe, 50 g Champignons, 1 TL Butter, 1 Prise Hefestreuwürze, Pfeffer, Muskat, 1 TL Crème fraîche, 1 EL gehackte Petersilie

Zubereitung: Lauchzwiebel waschen, putzen und in Ringe schneiden. Öl in einem Topf erhitzen und Lauchringe darin glasig dünsten. Kartoffeln dünn schälen, fein würfeln, zum Lauch in den Topf geben. Wasser zugießen, Gemüse in etwa 20 Minuten weich kochen. Mit dem Pürierstab oder im Mixer pürieren. Champignons waschen, putzen, blättrig aufschneiden. Die Butter zerlassen und die Pilze darin leicht anbraten. Suppe mit den Gewürzen abschmecken und die Crème fraîche unterrühren. Vor dem Servieren Champignons und Petersilie zufügen.

Für eine sämige Suppe ist die richtige Kartoffelsorte wichtig: Verwenden Sie am besten eine mehlig kochende Art, wie beispielsweise Afra oder Irmgard. Mehlige Sorten aus deutschem Anbau sind mit einem blauen Streifen auf der Verpackung gekennzeichnet.

Abendessen – Staudensellerie mit Roquefortdressing

Zutaten: 250 g Staudensellerie, 20 g Roquefort, 1 EL Magerquark, 125 g Sanoghurt (1,5 %), einige Tropfen Zitronensaft, 1 Prise Pfeffer, 1 Scheibe Vollkornbrot, 1 TL Butter

Zubereitung: Staudensellerie waschen, trockentupfen und in mundgerechte Stücke schneiden. Roquefort mit Quark und Joghurt cremig rühren. Mit Zitronensaft und Pfeffer abschmecken. Dressing zu den Selleriestücken servieren. Dazu Vollkornbrot mit Butter essen.

Auch die würzigen Blättchen vom Staudensellerie kann man mit verwenden: kurz abspülen, trockentupfen und sehr fein hacken, unter den Roquefortquark heben.

11. Diättag

Frühstück – Joghurt mit Feigen

Zutaten: 2 getrocknete Feigen, 1 Becher Sanoghurt (1,5 %), einige Tropfen Zitronensaft, 1 TL Honig oder Ahornsirup, 1 TL Sonnenblumenkerne

Zubereitung: Feigen am Abend vorher in etwas Wasser einweichen. Joghurt mit Zitronensaft und Honig oder Ahornsirup verrühren. Feigen klein schneiden und mit den Sonnenblumenkernen vermischen.

Mittagessen – Zwiebelauflauf

Zutaten: 1 große Gemüsezwiebel, 1 Prise Vollmeersalz, Pfeffer, Kümmel, 1 Ei, 1 EL Crème fraîche, 10 g geriebener Käse, 1 Prise edelsüßes Paprikapulver

Zubereitung: Zwiebel abziehen, in Ringe schneiden und mit etwas Wasser 10 Minuten lang dünsten. Dabei ab und zu wenden, die Flüssigkeit verdampfen lassen. Mit Salz, Pfeffer und Kümmel würzen. Ei aufschlagen und mit Crème fraîche, Käse und etwas Paprikapulver verquirlen. Die gedünsteten Zwiebelringe in einer feuerfesten Form mit der Eicreme übergießen. Im auf 200 °C vorgeheizten Backofen für etwa 25 bis 30 Minuten backen.

Abendessen – bunter Gemüseteller mit Kräuterdip

Zutaten: 100 g Kohlrabi, 100 g Möhren, 1 Chicorée, 1 Bund Schnittlauch, 1 Becher Sanoghurt (1,5 %), 1 TL kaltgepresstes Sonnenblumenöl, etwas Zitronensaft, 1 Prise Vollmeersalz, Pfeffer

Zubereitung: Gemüse und Salat waschen, putzen und in Streifen schneiden. Schnittlauch waschen und in Röllchen schneiden. Joghurt mit Öl, Zitronensaft, Salz und Pfeffer verrühren. Gemüse anrichten und den Kräuterdip dazu servieren.

12. Diättag

Frühstück – Vollkornschrotmüsli mit Backpflaumen

Zutaten: 3 EL Weizenvollkornschrot, 4 Trockenpflaumen, 1/2 Becher (75 g) Sanoghurt (1,5 %), 1 TL Ahornsirup oder Honig, 1 Prise Zimtpulver

Zubereitung: Weizenvollkornschrot und Trockenpflaumen getrennt über Nacht in Wasser einweichen. Am Morgen die Pflaumen klein schneiden und mit Schrot und Joghurt mischen. Mit Ahornsirup oder Honig schwach süßen und mit Zimtpulver abschmecken.

Mittagessen – Gemüserisotto

Zutaten: 30 g Hirse, 50 g Möhre, 50 g Sellerieknolle, 1 kleine Stange Lauch, 1 TL kaltgepresstes Sonnenblumenöl, 1 Tasse Gemüsebrühe oder Wasser, 1 Lorbeerblatt, 1 Prise Vollmeersalz, 1 TL Butter

Zubereitung: Hirse in ein Sieb geben, mit Wasser abbrausen, gut abtropfen lassen. Möhre, Sellerie und Lauch waschen, putzen und klein schneiden. Gemüse mit Hirse in Öl anbraten. Gemüsebrühe (oder Wasser), Lorbeerblatt und Salz zufügen und zum Kochen bringen. Hitze reduzieren, Topf schließen und für 15 bis 20 Minuten garen. Dabei nicht umrühren. Vor dem Servieren die Butter dazugeben.

Abendessen – Chicorée-Birnen-Käse-Salat

Zutaten: 1 Chicorée, 1 Birne (ca. 150 g), 20 g Gouda, 1/2 Becher Sanoghurt (1,5 %), 1 EL Crème fraîche, 1 Spritzer Zitronensaft, 1 Prise Vollmeersalz, Pfeffer, 1 EL Sonnenblumenkerne

Zubereitung: Chicorée waschen, in Blätter zerteilen und diese in mundgerechte Stücke schneiden. Birne waschen oder schälen, vierteln. Kerne entfernen. Birnenviertel in feine Scheiben schneiden. Käse würfeln oder grob raffeln. Alles in einer Schüssel mischen.

Im Reformhaus bekommen Sie auch ungeschwefelte Trockenpflaumen, die zwar meist etwas härter sind und unansehnlicher aussehen, aber besser schmecken und gesundheitlich hochwertiger sind.

Joghurt mit Crème fraîche verrühren. Mit Zitronensaft, Vollmeersalz und Pfeffer würzen. Sauce mit dem Salat mischen. Zum Schluss Sonnenblumenkerne darüber streuen.

13. Diättag

Frühstück – Grapefruit mit Honig

Zutaten: 1 Grapefruit, 1 TL Honig, 1 Scheibe Vollkornbrot, 1 TL Butter, 1 Ei

Zubereitung: Grapefruit halbieren. Mit einem Messer das Fruchtfleisch seitlich von der Schale lösen, von der Mitte aus einschneiden. Mit Honig beträufeln. Vollkornbrot mit Butter bestreichen. Das Ei weich kochen und alles zusammen servieren.

Mittagessen – Kartoffel-Lauch-Gratin

Zutaten: 2 kleine Kartoffeln (ca. 100 g), 1 Stange Lauch (ca. 150 g), 1 EL Crème fraîche, 1 Prise Meersalz, Pfeffer, 20 g geriebener Käse

Zubereitung: Kartoffeln waschen, mit Schale 15 Minuten lang kochen. Lauch putzen, gründlich waschen, in 4 Zentimeter große Stücke schneiden. In wenig Wasser für 4 Minuten dünsten. Gekochte Kartoffeln pellen, in Scheiben schneiden und mit Lauchstücken in eine feuerfeste Form legen. Crème fraîche mit 1 Prise Salz und Pfeffer würzen und darüber verteilen. Käse darauf streuen und im auf 250 °C vorgeheizten Backofen oder im Grill gratinieren.

Abendessen – Waldorfsalat

Zutaten: 1 kleiner Apfel, 50 g Sellerieknolle, 2 Scheiben frische Ananas, 20 g Walnusskerne, 2 EL Sanoghurt (1,5 %), 1 TL Crème fraîche, 2 EL Ananasvollfrucht, 1 TL Zitronensaft, 1 Prise Vollmeersalz, Pfeffer, 1/2 TL Ahornsirup

Zubereitung: Apfel, Sellerie und Ananas schälen, den Apfel entkernen. Alles klein schneiden. Die Walnüsse grob hacken und zur Obst-Gemüse-Rohkost geben. Joghurt, Crème fraîche und Ananasvollfrucht zu einer Sauce rühren. Mit Zitronensaft, Salz, Pfeffer und sehr wenig Ahornsirup abschmecken und unter den Salat mischen.

Der echte Waldorfsalat wird mit viel Mayonnaise zubereitet und ist eine Kalorienbombe. Diese leichte Version schmeckt mindestens ebenso köstlich und bringt nicht gleich den Zeiger der Waage zum Ausschlagen.

14. Diättag

Frühstück – Joghurt mit Banane und Sonnenblumenkernen

Zutaten: 1 kleine Banane, 1 TL Zitronensaft, 1 EL Sonnenblumenkerne, 125 g Sanoghurt (1,5 %, Rest vom Vortag)

Zubereitung: Banane mit der Gabel zerdrücken und mit Zitronensaft verrühren. Zusammen mit den Sonnenblumenkernen und dem Joghurt vermischen. Dann gibt es Kräutertee.

Mittagessen – Salat und Früchtereis

▶ Möhren-Kresse-Salat

Zutaten: 1 kleine Möhre, 1 TL Crème fraîche, einige Tropfen Zitronensaft, 1 Portion Gartenkresse

Zubereitung: Möhre putzen, reiben und mit Crème fraîche und Zitronensaft anrichten. Gartenkresse mit der Schere von der Wurzel schneiden, waschen, gut abtropfen lassen und um die Möhre streuen.

▶ Reis Trautmannsdorf

Zutaten: 30 g Vollkornreis, 2 Scheiben frische Ananas, 1 Birne (ca. 100 g), 2 EL Ananasvollfrucht, 1 TL Crème fraîche, 1 TL Ahornsirup oder Honig

Zubereitung: Vollkornreis in sprudelndem Wasser weich kochen, abgießen und abkühlen lassen. Ananas in Stücke teilen. Birne schälen, entkernen und das Fruchtfleisch in Würfel schneiden. Beides mit Ananasvollfrucht und Crème fraîche unter den Reis mischen. Mit Ahornsirup oder Honig süßen.

Abendessen – Champignonrührei auf Vollkornbrot

Zutaten: 1 Schalotte, 1 TL kaltgepresstes Sonnenblumenöl, 100 g Champignons, 1 Ei, 1 Prise Vollmeersalz, Pfeffer, 1 TL Butter, 1 Scheibe Vollkornbrot, 1 EL frisch gehackte Petersilie

Zubereitung: Schalotte abziehen, fein hacken und in Öl glasig werden lassen. Die Champignons waschen, blättrig aufschneiden und dazugeben. 10 Minuten lang dünsten. Ei aufschlagen, mit Salz und Pfeffer verquirlen, über die Pilze gießen und stocken lassen. Verquirlen und als Rührei auf gebuttertem Vollkornbrot mit Petersilie servieren.

Greifen Sie zu, wenn Sie die kleinen Zwergbananen zu einem annehmbaren Preis entdecken. Sie haben einen viel intensiveren Geschmack als die großen Früchte und stellen außerdem die ideale Müsliportion dar.

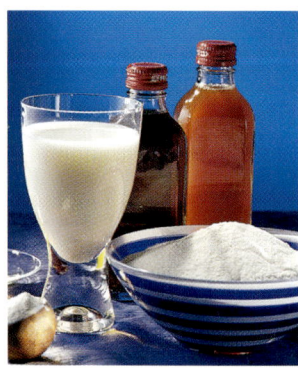

Kuren Sie sich fit mit Molke und Frischpflanzensäften.

Vorbeugen und heilen mit Molkekurzkuren

Die klassische Molketrinkkur bietet eine besonders einfache und natürliche Möglichkeit, gründlich zu entschlacken und sich wieder fit zu machen. Sie bedeutet für den Organismus eine Umstellung im Sinn einer Fastenkur mit allem, was dazugehört. Wem dies zu aufwändig und zu langwierig ist, dem bieten sich in den Molkekurzkuren äußerst sinnvolle Alternativen.

Die Kurvarianten

Sie können wählen zwischen:

▶ Kurzkuren von mindestens zwei bis drei Tagen (günstig übers Wochenende) bis zu einer Woche

▶ Einzelnen Molketrinktagen zwischendurch

Wichtig ist: Grundlage für jeden Molkekurtag ist eine Literpackung Diätkurmolke, die in fünf bis sieben Einzelportionen über den Tag verteilt getrunken wird. Die unbedingt notwendige Flüssigkeitszufuhr von zusätzlich einem bis zwei Liter pro Tag wird durch Kräutertees, Frischpflanzensäfte und Mineralwasser gedeckt.

Begleitkost

Wer auf zusätzliche feste Nahrung während der Kurzkuren nicht verzichten kann, ist mit den Rezepten der Molkediät bestens bedient. Aus den dort angegebenen Tagesplänen können Sie sich die für Sie schmackhaftesten Rezepte heraussuchen und somit eine individuelle Kurzkur maßschneidern. Wenn Sie die Kur so einfach wie möglich durchführen wollen, können Sie sich für die tägliche Begleitkost auch folgende Lebensmittel bereits vorher besorgen:

Ausreichende Flüssigkeitszufuhr ist entscheidend wichtig für den Erfolg einer Molkekur, egal, wie lange sie dauert. Trinken Sie so viel wie möglich kohlensäure- und natriumarmes Mineralwasser und Kräutertees, um den Durchspülungs- und Entschlackungseffekt der Kur zu fördern.

▶ 100 Gramm Magerquark

▶ 50 Gramm Käse nach Wahl (30 % Fett i. Tr.)

▶ 20 Gramm Butter

▶ 2 Scheiben feines Vollkornbrot oder 4 Scheiben Knäckebrot

▶ 150 Gramm Obst nach Wahl

▶ 200 Gramm Rohgemüse und Salat nach Wahl (besonders zu empfehlen: Möhren, Kopfsalat, Tomaten, Gurken, Chicorée)

▶ 10 bis 15 Gramm kaltgepresstes Sonnenblumenöl

▶ Zitronensaft

▶ Obstessig

Aus den angegebenen Lebensmitteln können nach Belieben ohne Aufwand mehrere kleine Mahlzeiten mit insgesamt etwa 800 Kilokalorien (3 600 kJ) zubereitet werden.

Zum Anmachen von Gemüse und Salat verwenden Sie Sonnenblumenöl, etwas Zitronensaft oder Obstessig und frische Kräuter, eventuell zusätzlich Zwiebeln, Knoblauch und Meerrettich.

Eine bunte Auswahl frischer Kräuter lässt sich auf jeder Fensterbank, auf dem Balkon oder im Garten ziehen, und ein Wiegemesser hilft bei der raschen Zerkleinerung. Gewöhnen Sie sich an, Kräuter reichlich und vielseitig in der Küche einzusetzen – das spart Kochsalz und würzt interessanter.

Die Anwendungsgebiete

Die Molkekurzkuren können zur Stärkung schwerpunktmäßig auf bestimmte Körperorgane und Gewebe ausgerichtet werden. Die Basis, d. h. das Trinken von täglich einem Liter Diätkurmolke und eine adäquate Begleitkost, ist immer Grundlage einer Kurzkur.

Mit einer speziellen Auswahl von Heilpflanzentees, Frischpflanzensäften sowie bestimmten Lebens- und Naturheilmitteln können Sie selbst bestimmen, welche Organe Sie besonders stärken möchten. Sie finden in diesem Kapitel einzelne Molkekurzkuren für die folgenden Anwendungsgebiete:

▶ Haut

▶ Herz/Kreislauf

▶ Immunsystem

▶ Leber/Gallenblase

▶ Magen/Darm

▶ Nieren/Blase

Zusätzlich gibt es Tipps für Schwangerschaft und Stillzeit.

Eine Binsenweisheit, aber wahr: Die Haut ist der Spiegel der Seele. Molke hat eine Menge gesunder Inhaltsstoffe für das größte Organ des Menschen zu bieten und sorgt für einen strahlenden Teint.

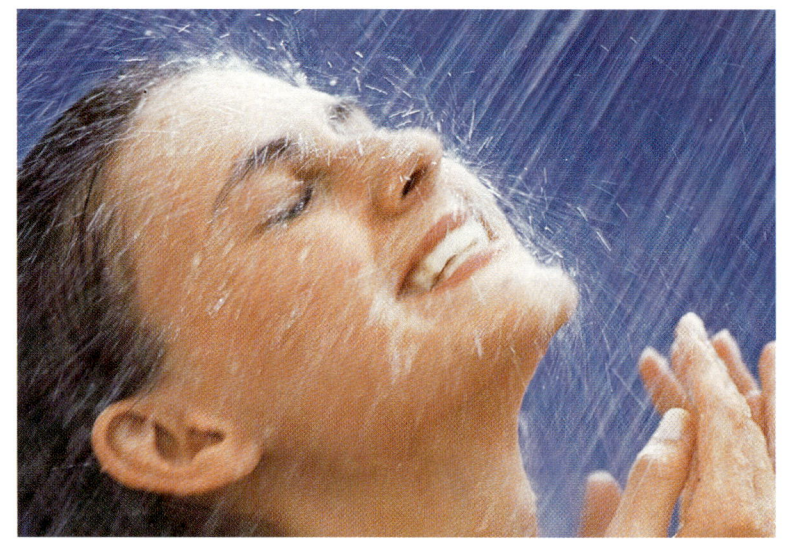

Molkekur Haut

Schönheit von innen

Die Haut ist die Kontaktfläche zwischen Innen- und Außenwelt. Über die Haut werden Stoffe aufgenommen, sie dient aber ebenso der Ausscheidung (Schweiß) und Entgiftung des Körpers. Der Zustand der Haut ist nicht nur durch äußere Pflege wie Kosmetik zu beeinflussen, zum großen Teil unterliegt die Haut auch inneren Einflüssen. Zu den Anwendungsgebieten für eine Molkekur zählt die Therapie von chronisch-entzündlichen Hauterkrankungen sowie eine allgemeine Funktionsstärkung der Haut.

Unterstützend zu einer Molkekurzkur für die Haut können Sie Molke auch äußerlich anwenden: Ein Wannenbad mit dem Zusatz von zwei Liter Molke macht die Haut samtweich und lindert Reizungen, z. B. nach einem allzu ausgiebigen Sonnenbad.

Flüssighefe zur Intensivierung

Bei einer Neigung zu Unreinheiten oder leichter Akne hat sich die Anwendung von Flüssighefe besonders bewährt. Hefe ist überaus reich an B-Vitaminen, die den Stoffwechsel stark ankurbeln und Entgiftungsvorgänge über die Haut forcieren. Nehmen Sie daher während Ihrer Molkehautkur jeden Tag Flüssighefe – erhältlich im Reformhaus – nach Dosierungsanleitung ein.

Tees zur Entgiftung

Eine hohe Flüssigkeitsaufnahme ist für die Haut von entscheidender Bedeutung. Der Zellinnendruck (Turgor) ist abhängig von einer ausreichenden Wasserversorgung. Bei Mangel wird die Haut schlaff und runzlig, vergleichbar dem Trockenobst, dem Wasser entzogen wurde. Als Begleittees der Molkekur Haut eignen sich Holunderblüten-, Lindenblüten- und Stiefmütterchentee. Dadurch werden Giftstoffe und Stoffwechselendprodukte vermehrt ausgeschieden.
Holunder- und Lindenblüten gelten in der Naturheilkunde traditionell als »Schwitztees«. Voraussetzung ist das Trinken von vier bis sechs Tassen pro Tag, möglichst heiß. Stiefmütterchentee hat sich besonders bei Neurodermitis bewährt.

Nahrungsergänzung

Eine Reihe von Nahrungsergänzungsmitteln versorgen Haut, Haare und Nägel mit Nährstoffen, die deren Funktion und Aussehen verbessern. Zur Stärkung des Bindegewebes ist Kieselsäure, Zink und Vitamin C von großer Bedeutung. Achten Sie darauf, dass Vitamin C im natürlichen Verbund aufgenommen wird, da nur dann die Wirkung auf das Bindegewebe optimal ist. Die Vitamin-C-reichste Pflanze der Welt ist die Acerolakirsche, die es als Extrakt gibt. Ein wichtiger Wirkstoff mit besonderer Bedeutung für Haut, Haare und Nägel ist außerdem Biotin, das veraltet als Vitamin H bezeichnet wird. Es hilft gegen brüchige Nägel und verbessert die Hautfunktion von innen. Die ideale Ergänzung Ihrer Hautkur ist deshalb täglich:

▶ 1 Esslöffel Kieselsäure (Silicea), verdünnt mit Wasser
▶ 15 Milligramm Zink
▶ 1 Acerolataler (500 Milligramm Vitamin C)
▶ 2 bis 5 Milligramm Biotin

Hefe kann zunächst eine Verschlimmerung des Hautzustands hervorrufen. Die Reaktion verschwindet jedoch nach kurzer Zeit. Wenn nicht, sollten Sie die Behandlung abbrechen, eventuell leiden Sie unter Hefeunverträglichkeit!

Eine vollwertIge, vitaminreiche Ernährung ist die Grundvoraussetzung für eine gesunde und schöne Haut. Keine noch so aufwändige äußerliche kosmetische Behandlung kann einen Mangel an Nährstoffen ausgleichen.

Molkekur Haut

▶ Kur mit Hefe: Flüssighefe

▶ Tees: Holunder-, Lindenblüten-, Stiefmütterchentee

▶ Nahrungsergänzung: Biotin, Kieselsäure (Silicea), Vitamin C, Nachtkerzenöl, Zink

---

Allergien

Bei allergischen Hauterscheinungen und Neurodermitis wird eine bestimmte Fettsäure nur mangelhaft gebildet, die allergische und entzündliche Reaktionen bremst. Es handelt sich um die Gamma-Linolensäure, die in nur wenigen natürlichen Quellen vorkommt: Hanf, Nachtkerzen und Borretsch sind die wichtigsten Pflanzen, in deren Samenöl größere Mengen enthalten sind. Besonders bewährt haben sich Präparate mit Nachtkerzenöl.

Bei einer Neigung zu allergischen Hauterscheinungen oder Neurodermitis sollten Sie Nachtkerzenöl unbedingt in Ihre Hautkur miteinbeziehen. Eine empfehlenswerte Dosierung liegt bei 3-mal 2 Kapseln mit jeweils 500 Milligramm Nachtkerzenöl pro Tag.

Bei häufig wiederkehrenden allergischen Hautsymptomen sollten Sie sich beim Hautarzt einem Test unterziehen, um den Verursacher ausfindig zu machen. Die Suche kann zwar manchmal langwierig sein, aber die alleinige Behandlung der Symptome bringt keinen dauerhaften Erfolg.

Molkekur Herz/Kreislauf

Die Risikofaktoren

Herz- und Kreislauferkrankungen stehen mit weitem Abstand an der Spitze der Todesursachen in den Industrienationen. Risikofaktoren wie Bluthochdruck, Bewegungsmangel, Diabetes mellitus, falsche Ernährung, erhöhte Blutfett- und -cholesterinwerte, Rauchen, krank machender Stress, Übergewicht gehören zu den häufigsten Auslösern. Hauptursache für die bedeutendsten Herz- und Gefäßerkrankungen wie Herzinfarkt, Raucherbein und Schlaganfall ist die Arteriosklerose. Dabei kommt es zu einer Verengung und Verhärtung der

Arterien und somit zu einer verschlechterten Blut- und Sauerstoffversorgung aller Zellen. Eine Reihe von Lebens- und Naturheilmitteln können der Arteriosklerose wirksam entgegenwirken.

Frischpflanzensäfte und Tees

Verwenden Sie bei der Molkekur Herz/Kreislauf zusätzlich zur Basiskur folgende Tees und/oder Frischpflanzensäfte.

Weißdorn

Die wichtigste herzstärkende Pflanze ist Weißdorn. Die Wirkstoffe sind in den Blättern, Blüten und Früchten zu finden. Weißdorn verstärkt die Schlagkraft des Herzes, erweitert die Herzkranzgefäße – das sind die Blutgefäße, die den Herzmuskel selbst mit Blut versorgen – und verbessert somit die Sauerstoffversorgung des Herzes. Außerdem wirkt Weißdorn gegen nervöse Herzbeschwerden, leichte Rhythmusstörungen und kann auch eingesetzt werden bei Druck- und Beklemmungsgefühl in der Herzgegend.

Naturheilmittel auf Weißdornbasis werden in fast allen Darreichungsformen angeboten: Dragees, Frischpflanzensäfte, Kapseln, Mus aus Weißdornbeeren, Tabletten, Tees, Tropfen. Bei der Molkekur Herz/Kreislauf empfiehlt sich besonders der sehr wirkstoffreiche Frischpflanzensaft, von dem Sie 3-mal täglich 1 Esslöffel unverdünnt oder mit etwas Flüssigkeit einnehmen. Zusätzlich können Sie einen Weißdorntee trinken.

Extratipp: Eine gute Ergänzung zum Weißdorn ist Magnesium. Wie Weißdorn wirkt Magnesium gefäßerweiternd und gleichzeitig entkrampfend, was in Stresssituationen wichtig ist. Sie können Magnesium als Tabletten/Brausetabletten einnehmen. Die sinnvolle Dosierung liegt zwischen 150 und 300 Milligramm Magnesium täglich.

Buchweizenkraut

Ein Tee aus Buchweizenkraut erhält die Elastizität der Arterien, verhindert das Brüchigwerden der kleinsten Blutgefäße – der Kapillargefäße –, wirkt durchblutungsfördernd und unterstützt die Funktion der

Auch bei Fastenkuren kann es gelegentlich zu leichten Kreislaufstörungen und Schwindelgefühlen kommen. Oft ist ein zu starkes Absinken des Blutzuckerspiegels (Hypoglykämie) daran schuld. Eine Portion Molke verschafft meist rasch Abhilfe.

Venen. Trinken Sie während Ihrer Kur und danach (!) täglich 3 Tassen Buchweizenkrauttee, der sich aufgrund seiner ansprechend goldgelben Farbe und seines milden Geschmacks leicht zu Ihrem Lieblingskräutertee entwickeln kann.

Grüner Tee

Trotz seines Gehalts an anregendem Koffein können Sie grünen Tee in Ihre Getränkeauswahl aufnehmen. Wissenschaftliche Studien unterstreichen besonders seine antioxidative Wirkung. Diese kann die Entstehung von arteriosklerotischen Gefäßveränderungen schon im Anfangsstadium bremsen. Sie sollten bei der Molkekur 2 Tassen grünen Tee vor allem zum Frühstück trinken.

Tipp Wichtig ist die richtige Zubereitung: Grüner Tee darf niemals mit kochendem Wasser aufgebrüht werden! Lassen Sie das Wasser nach dem Aufkochen erst etwa 1 Minute lang abkühlen.

Begleitkost

Als Begleitkost sollten Sie zum Frühstück anstelle von Vollkornbrot ein Haferkleiemüsli essen. Sie benötigen dazu:

Zutaten: 1 Apfel, 30 g Haferkleie (3 EL), 150 g Joghurt (1,5 %), 3–4 EL Magermilch (alternativ: Fruchtmolke), 1 TL Honig

Zubereitung: Apfel waschen, entkernen und das Fruchtfleisch würfeln. Mit den anderen Zutaten vermischen. Haferkleie enthält besonders viel lösliche Ballaststoffe, die dazu beitragen, den Cholesterinspiegel im Blut zu senken. Eine gute Ergänzung ist der Apfel, der aufgrund seines Pektinanteils ebenfalls cholesterinsenkend wirkt.

Herzschützender Knoblauch

Verwenden Sie reichlich Knoblauch und Zwiebeln bei der Zubereitung des Gemüses Ihrer Molkekur-Begleitkost. Besonders Knoblauch wirkt arteriosklerosevorbeugend. Knoblauch senkt den Gesamtblutfett- und Cholesterinspiegel, erhöht das so genannte gute Cholesterin, senkt den Blutdruck und »verflüssigt« das Blut. Sie sollten mindestens 2 Zehen Knoblauch pro Tag verzehren.

Besonders wirkungsvoll ist der Genuss von rohem Knoblauch. Wenn Sie Ihre Arbeitskollegen vor Geruchsbelästigung schützen wollen, sollten Sie die gesunden Knollen nur am Abend einsetzen und morgens ausgiebig duschen.

Molkekur Herz/Kreislauf

▶ Frischpflanzensaft: Weißdorn

▶ Tees: Buchweizenkraut, grüner Tee

▶ Ausdauersportarten

▶ Begleitkost: Haferkleie, Knoblauch, Zwiebeln

▶ Nahrungsergänzung: Magnesium (150 bis 300 Milligramm)

Ergänzende Maßnahmen

Eine Herz-Kreislauf-Kur ist undenkbar ohne ausreichende Bewegung. Vor allem Bewegungsformen, bei denen die Ausdauer im Vordergrund steht, halten Herz und Kreislauf in Schwung und vermindern die bekannten Risikofaktoren.

Besonders empfehlenswert sind Joggen (Walking), Rad fahren, Schwimmen, Inline-Skating, Skilanglauf. Auch die Ballsportarten Fußball, Handball, Basketball und Tennis stärken Herz und Kreislauf. Treiben Sie während Ihrer Molkekur und am besten darüber hinaus jeden Tag mindestens für eine halbe Stunde Sport.

Molkekur Immunsystem

Das menschliche Immunsystem zeichnet sich durch einen ungeheuer komplexen und vielschichtigen Aufbau aus. Es besteht aus Abwehrzellen, Antikörpern und Botenstoffen, die der Kommunikation untereinander dienen. Es sorgt für die Abwehr von schädlichen Mikroorganismen wie Viren, Bakterien, Pilzen oder Würmern. Auch körpereigene Entgleisungen, wie z.B. die Bildung von Krebszellen, können vom Immunsystem entdeckt und bekämpft werden. Die Bestandteile dieser Abwehr sind in verschiedenen Teilen des Körpers lokalisiert und können durch äußere Faktoren positiv oder negativ beeinflusst werden. Zu diesen zählen Bewegung, Ernährung, Umwelt u.v.a.m.

Wer ein rechter Bewegungsmuffel ist und unter Umständen auch noch Übergewicht mit sich herumschleppt, darf nicht gleich sportliche Spitzenleistungen erbringen. Das ist aber kein Argument dafür, lieber gleich sitzen zu bleiben: Selbst regelmäßige Spaziergänge in etwas zügigerem Tempo oder leichte Gymnastik am offenen Fenster bringen schon viel.

Molkekur Immunsystem

▶ Molkekonzentrat: »Molkur«

▶ Frischpflanzensäfte: Acerola und Echinacea

▶ Ergänzend: Bewegung, kneippsche Güsse, Sauna, Wechselduschen

Molke – ein Probiotikum

Rund 80 Prozent des Immunsystems sitzen an der größten Kontaktfläche des Menschen mit der Außenwelt, dem Darm. Dort wird überwacht, welche Stoffe über die Darmwand in die Blutbahn und damit in den Stoffwechsel aufgenommen werden.

Molke enthält mit dem Milchzucker und der Milchsäure zwei für das Immunsystem des Darms bedeutende Stoffe. Sie wirken probiotisch, d. h., sie fördern die wünschenswerten Bakterien und damit ein gutes Darmmilieu, was eine wichtige Voraussetzung für ein intaktes Immunsystem ist.

Eine Molkekur zur Stärkung des Immunsystems ist nach einer Antibiotikabehandlung besonders sinnvoll. Die durch die Medikamente geschwächte Darmflora kann sich dann wieder gründlich regenerieren.

Molkekonzentrat – intensive Immunstärkung

Eine hoch konzentrierte Form der Molke ist ein Konzentrat, das schon vor über 70 Jahren entwickelt wurde. Es ist unter dem Namen »Molkur« im Reformhaus erhältlich. Die traditionelle Herstellungsmethode ist bis heute unverändert: Im natürlichen Verbund mit der Molke wird »Molkur« zusätzlich mit rechtsdrehender Milchsäure angereichert.

Die Wirkung der Milchsäure beruht vor allem auf einem Eingriff in den Säure-Basen-Haushalt des menschlichen Organismus und dem stark antibakteriellen Effekt der Säure. Der natürliche Säureschutz der Schleimhäute wird regeneriert und eine verstärkte Abwehr von negativen Einflüssen ermöglicht. Schädliche Erreger wie Bakterien oder der Hefepilz Candida albicans werden abgetötet oder in ihrem Wachstum gehemmt.

Sie sollten das Molkekonzentrat täglich nach Dosierungsanleitung auf der Packungsbeilage während Ihrer Immunkur anwenden. Auch danach empfiehlt sich die Einnahme!

Frischpflanzensäfte

Wie bei den anderen Kurzkuren können Sie die Wirkungen der Molkekur mit speziell auf die Stärkung des Immunsystems ausgerichteten Frischpflanzensäften noch unterstützen.

Acerolasaft

Zu empfehlen ist der Presssaft aus der Acerolafrucht, der sich durch einen enorm hohen Vitamin-C-Gehalt auszeichnet. Vitamin C ist bekanntlich für die Funktionen des Immunsystems von überragender Bedeutung. Die Wirkung im natürlichen Verbund auf das Immunsystem ist der Wirkung von isoliertem, synthetisch hergestelltem Vitamin C deutlich überlegen. Acerola gibt es auch als Lutschtabletten, die auf 500 Milligramm standardisiert sind. Das entspricht etwa dem sechsfachen Tagesbedarf.

Purpursonnenhutsaft

Der Presssaft aus dem frischen Purpursonnenhutkraut, auch bekannt als Echinacea, wirkt direkt stimulierend auf bestimmte Zellen des Immunsystems. Vor allem, wenn Sie häufiger unter Infekten im Bereich der Atemwege und der ableitenden Harnwege leiden, ist dieser Saft eine optimale Kurergänzung.

Die Körperabwehr steht in engem Zusammenhang mit der seelischen Befindlichkeit. Arbeitsüberlastung oder familiäre Probleme schwächen auf lange Sicht die Immunabwehr und machen anfälliger für Infektionen.

Ergänzende Maßnahmen

Eine Immunstärkungskur ohne Bewegung in frischer Luft und ohne den Einsatz von Temperaturreizen, wie z. B. Saunen, kneippschen Güssen oder Wechselduschen, ist nur eine halbe Sache. Beginnen Sie deshalb jeden Kurtag möglichst mit einer Wechseldusche, gehen Sie öfter in die Sauna, und verbringen Sie jeden Tag einige Zeit an der frischen Luft, egal bei welchem Wetter.

> ## Molkekur Leber/Gallenblase
>
> ▶ Frischpflanzensäfte: Artischocke, Löwenzahn
> ▶ Dragee/Kapsel/Tonikum: Mariendistel
> ▶ Tees: Gänseblümchen, Eisenkraut

Molkekur Leber/Gallenblase

Die ideale Leberstärkung

Bereits in der Antike verordnete man Molkekuren zur Stärkung der Leber. Neben einem direkten Einfluss auf die Leber durch die leberfreundlichen Wirkstoffe kommt es infolge der Wirkung der Molke auf die Darmflora zu einer Entlastung der Leber von Bakteriengiften. Die in der Molke reichlich vorhandenen probiotischen Stoffe Milchzucker und -säure verbessern die Lebensbedingungen der wünschenswerten und für den Menschen nützlichen Darmbakterien. Das Milieu für die Fäulnisbakterien und krankheitserregenden Keime wird hingegen verschlechtert. Dadurch wird die Leber weniger mit bakteriellen Zersetzungsprodukten belastet.

Auch als Gemüsegericht sind Artischocken bei Problemen mit Leber oder Gallenblase sehr empfehlenswert. Man dreht den Stiel ab, kürzt mit einer Schere die Schuppenblätter leicht ein und kocht die Artischocke für 35 bis 45 Minuten in Salzwasser mit etwas Zitronensaft. Dazu schmeckt ein Kräuterdip.

Frischpflanzensäfte

Unterstützen Sie die Molkekur durch das Trinken von Frischpflanzensäften, die gezielt alle Leberfunktionen stärken.

Artischockensaft

Artischockensaft ist ein Presssaft aus den frischen Blättern und Blütenknospen der Artischocke. Er fördert die Entgiftungsarbeit der Leber, verbessert die Leberdurchblutung und wirkt anregend auf die Ausschüttung des Gallensafts. Dadurch wird bei regelmäßiger Anwendung die Fettverdauung verbessert.

Ein weiterer Effekt der Artischocke betrifft den Cholesterinspiegel. Artischockensaft hemmt die körpereigene Bildung des Cholesterins und senkt somit den Cholesterinspiegel. Diese Wirkung wird auch durch die vermehrte Gallensäureausschüttung erreicht. Rohstoff für die Gallensäurebildung im Körper ist Cholesterin. Werden die Gallensäuren vermehrt ausgeschieden, wird Cholesterin aus der Blutbahn abgezogen, wodurch sich die senkende Wirkung erklärt. Neuere Studien belegen außerdem eine bedeutende antioxidative Eigenschaften der Artischocke. Diese können die Entstehung von verschiedenen Erkrankungen schon im Ursprung bremsen.

Löwenzahnsaft

Der zweite Klassiker bei der Molkekur ist der Presssaft aus frischem Löwenzahnkraut und -wurzeln. Wie die Artischocke fördert Löwenzahn aufgrund seiner Bitterstoffe die Ausschüttung von Gallenflüssigkeit. Daneben wirkt Löwenzahn harntreibend und wirkt durchspülend auf die Nieren und die ableitenden Harnwege.
Achtung, Gegenanzeigen: Gallenfördernde Mittel wie Artischocke und Löwenzahn dürfen nicht eingenommen werden bei Verschluss der Gallenwege oder dem Vorhandensein von Gallensteinen. Hier ist eine Rücksprache mit dem Arzt unbedingt erforderlich!

Mariendistel – die Leberpflanze

Die wichtigste Pflanze zur Leberstärkung ist neben der Artischocke die Mariendistel. Die entsprechenden Wirkstoffe stecken in den harten, kornartigen Früchten. Ein Presssaft lässt sich daraus nicht herstellen. Auch ein Tee aus Mariendistelfrüchten ist nicht besonders empfehlenswert, da nur ein sehr geringer Wirkstoffanteil gelöst wird. Gute Darreichungsformen für die Mariendistel sind Präparate, die Extrakte aus den Früchten enthalten, wie beispielsweise Dragees, Kapseln oder Tonika.
Achten Sie beim Kauf eines Mariendistelpräparats auf die Angabe »standardisiert« für eine bestimmte Menge Silymarin. Dies ist die Substanz, die die Leberzellen vor dem Eindringen von Giftstoffen

Ursprünglich stammt die Mariendistel aus dem Mittelmeerraum, heute findet man sie als Zierpflanze in unseren Gärten. Die Heilwirkung der Pflanze bei Gallenblasen- und Leberleiden war bereits in der Antike bekannt.

schützt und die Leber bei der Regeneration unterstützt. Mit der täglichen Einnahme von Mariendistel optimieren Sie Ihre Molke-Leberschutzkur in idealer Weise.

Hilfreich sind auch Tees aus Eisenkraut und Gänseblümchen.

Bei vielen Menschen wirkt Molke leicht abführend. Kommt es aber zu starken Durchfällen und Bauchschmerzen, kann eine Unverträglichkeit vorliegen. Ursache ist ein manchmal vorkommender Enzymmangel.

Molkekur Magen/Darm

Reguliert die Darmflora

Die meisten Molkewirkungen beginnen im Magen-Darm-Trakt. Wie schon bei der Thematik Stärkung des Immunsystems angesprochen, verbessern Milchzucker und Milchsäure, die reichlich in der Molke enthalten sind, Darmmilieu und -funktion. Symptome, die in vielen Fällen mit einer gestörten Darmflora einhergehen, wie Blähungen, Völlegefühl, Durchfälle, aber auch Verstopfung können mit Hilfe einer Molkekur verschwinden oder gelindert werden.

Erfahrungsgemäß verkürzt sich bei einer Molkekur die Passagezeit des Darminhalts, und der Geruch des Stuhls verändert sich in Richtung leicht säuerlich. In der Regel ist der Stuhl weich und breiig. Akute und chronische Probleme mit Verstopfung bessern sich sofort.

Achtung: Kommt es bei einer Molkekur zu starken Durchfällen und Darmkrämpfen, besteht der Verdacht auf eine Milchzuckerunverträglichkeit. Die Kur muss dann abgebrochen werden!

Frischpflanzensäfte und Tees

Die Auswahl der Frischpflanzensäfte bei der Magen-Darm-Kur richtet sich nach Ihren vorrangigen Beschwerden. Stehen Appetitlosigkeit und Verdauungsschwäche im Vordergrund, ist vermutlich die Magensäuresekretion vermindert.

Weniger Magensäure bedeutet eine schlechtere Desinfektion des Speisebreis und mangelnde Eiweißverdauung, was sich in Fäulnisprozessen auswirkt. Bei diesem Beschwerdenkomplex sind Frischpflanzensäfte anzuraten, die Bitterstoffe enthalten.

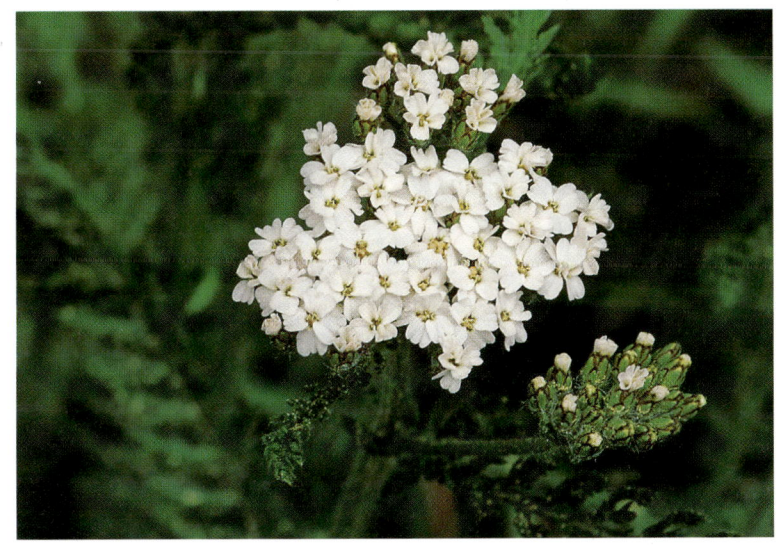

Schafgarbe ist bereits seit der Antike bekannt als Heilmittel. Die mehrjährige Pflanze blüht von Mai bis August. Verwendet werden sowohl die Blüten als auch das Kraut.

Artischocken- und Schafgarbensaft

Zur Förderung der Ausschüttung von Verdauungssekreten sind beispielsweise Artischocken- und Schafgarbensaft gut geeignet. Artischockensaft verbessert in erster Linie die Gallensaftausschüttung und als Folge die Fettverdauung. Schafgarbensaft ist besonders wirksam bei einer geringeren Magensäureproduktion.

Achtung: Diese Säfte sind nicht zu empfehlen, wenn Sie häufig unter Sodbrennen, saurem Aufstoßen oder gastritisartigen Beschwerden leiden, also Symptomen, die auf eine Übersäuerung des Magens deuten. In diesem Fall sind eher frische Presssäfte aus Kartoffeln und Weißkohl empfehlenswert.

Kartoffel- und Weißkohlsaft

Kartoffelsaft wirkt ausgesprochen gut bei einer Übersäuerung des Magens und bei Sodbrennen. Er neutralisiert die überschüssige Säure und hilft bei Magenschleimhautentzündungen und sogar bei Magengeschwüren.

Ähnliche Wirkungen hat der Presssaft aus frischem Weißkohl, der Reizzustände des Magens sowie des Dünn- und Dickdarms lindert.

Kartoffel- und Weißkohlsaft sind im Reformhaus erhältlich. Sie sind so gut wirksam, dass sie es sogar zur Zulassung als Arzneimittel gebracht haben. Weitere Hausmittel bei Magenübersäuerung sind ein Teelöffel Heilerde oder weißer Ton (Bolus alba), in Wasser oder Tee gelöst.

> ### Molkekur Magen/Darm
>
> ▶ Frischpflanzensäfte: bei zu geringer Magensäuresekretion Artischocke und Schafgarbe; bei zu viel Magensäure Kartoffel- und Weißkohlsaft
>
> ▶ Kräutertees: gegen Magenkrämpfe Kamille, Gänsefingerkraut und Süßholz; gegen Blähungen Anis-, Fenchel- und Kümmelfrüchte

Heiltee gegen Blähungen

Verschiedene Heilpflanzen können Magen- und Darmbeschwerden mildern. Bei Magenkrämpfen hat sich eine Teemischung aus Kamillenblüten, Gänsefingerkraut und Süßholzwurzel bewährt.

Gegen übermäßige Blähungen werden Anis-, Fenchel- und Kümmelfrüchte empfohlen. Diese werden entsprechend kombiniert auch als fertige Teemischung oder als Aufgussbeutel angeboten. Achtung: Bei der Zubereitung muss man die harten Samenschalen der Früchte mit einem breiten Messerrücken oder in einem Mörser anquetschen, damit die Wirkstoffe der Pflanze in den Tee übergehen.

Schlemmer sollten die Nieren-Blasen-Kur möglichst für den Monat Mai einplanen: Dann kann man sie wirkungsvoll mit vielen Spargelgerichten als Beikost ergänzen. Denn Spargel gilt seit alters als hervorragendes Mittel gegen Nierenleiden.

Molkekur Nieren/Blase

Durchspülungstherapie

Die Nieren sind die wichtigsten Ausscheidungsorgane des Körpers. Bei einer Molkekur, die mit einer intensiven Entgiftung und Entschlackung des Körpers einhergeht, müssen die Nieren zusätzlich in ihrer Ausscheidungsfunktion gestärkt werden. Dies geht in erster Linie über eine so genannte Durchspülungstherapie, bei der zwischen zwei und drei Liter Flüssigkeit getrunken werden müssen.

Es ist nicht egal, was getrunken wird. Neben der Molke, die besonders viel entwässernd wirkendes Kalium enthält, sind besonders Obst- und Gemüsesäfte zu empfehlen. Auch nierenwirksame Frischpflanzensäfte und Tees unterstützen die Durchspülung.

Bei der wissenschaftlichen Auswertung von Molkekuren wurde festgestellt, dass besonders die Harnsäure vermehrt ausgeschieden wird. Übermäßige Harnsäurewerte im Blut können einen Gichtanfall in den Gelenken auslösen.

Vorbeugend gegen Gicht

Mit der Molkekur besteht somit auch eine Möglichkeit, riskante Harnsäurewerte zu senken und damit der Gicht vorzubeugen. Die intensive Durchspülung der Nieren und der ableitenden Harnwege schwemmt zudem Bakterien aus und verringert die Gefahr von Nierensteinen deutlich.

Frischpflanzensäfte und Tees

Brennnessel- und Löwenzahnsaft

Die bei der klassischen Molkekur eingesetzten Frischpflanzensäfte Brennnessel und Löwenzahn sind Pflanzen, die sich in erster Linie auf die Nierentätigkeit auswirken. In Form von frischen Presssäften sollten sie auch bei der Kurzkur Nieren/Blase eingenommen werden.

Säfte aus Gemüse und Zinnkraut

Ideale Ergänzung zu den beiden Hauptsäften ist Artischockensaft. Doch daneben hat die Natur noch eine Reihe von durchspülend wirkenden Pflanzen zur Auswahl. Geeignet ist der Saft von Birke, Bohnen, Kürbis, Petersilie, Sellerie, Spargel und Zinnkraut. Besonders herauszustellen ist der Presssaft aus frischem Zinnkraut, der zusätzlich auch das Bindegewebe stärkt.

Bärentraubenblättertee

Tees mit harntreibender Wirkung gibt es viele. Im Folgenden finden Sie eine Liste mit Kräutertees, die Sie bei der Nieren-Blasen-Kur verwenden können: Eine Sonderstellung nimmt der Bärentraubenblättertee ein, der eine harnwegsdesinfizierende Wirkung hat. Leiden Sie häufiger unter Harnwegsinfekten, sollten Sie während Ihrer Kur jeden Tag 3 bis 4 Tassen Bärentraubenblättertee trinken.

Worauf Sie bei Gicht verzichten sollten:
▶ **Alkohol**
▶ **Fettes Fleisch und fetten Fisch**
▶ **Hülsenfrüchte**
▶ **Innereien**
▶ **Süßigkeiten**

Tees für die Nieren-Blasen-Kur

Nierenwirksame Tees	Zubereitungsform
▶ Birkenblätter	Aufguss
▶ Bohnenschalen	Abkochung
▶ Brennnesselkraut	Aufguss
▶ Goldrutenkraut	Aufguss
▶ Orthosiphonblätter	Aufguss
(= indischer Nierentee)	
▶ Löwenzahnkraut	Aufguss oder Abkochung
▶ Zinnkraut	Abkochung

Den Harn basisch einstellen

Zu beachten ist besonders: Zur Wirkungsentfaltung muss der Harn basisch gemacht werden. Nehmen Sie zusätzlich zum Bärentraubenblättertee eine Basenmischung ein. Bärentraubenblättertee sollte kalt angesetzt werden und mehrere Stunden lang ziehen. Am besten bereiten Sie den Kaltansatz am Vorabend zu und lassen ihn über Nacht ziehen. Nach dem Abseihen können Sie den Tee auf eine angenehme Trinktemperatur erwärmen.

Bärentraubenblättertee wirkt besonders gut in Verbindung mit einer Molkekur. Bei intensiver Anwendung dieses Kräutertees kann es nämlich zu Verstopfung kommen, was die Molke auf sanfte Art ausgleicht.

Tipp Eine gute Ergänzung zum Bärentraubenblättertee ist Preiselbeersaft, der ebenfalls eine antibakterielle Wirkung in den ableitenden Harnwegen entfaltet.

Blasen- und Prostatastärkung

In der Blase wird der Harn gespeichert und bei entsprechender Füllung entleert. Die Blase ist ein Hohlmuskel, der häufig nervösen Einflüssen unterliegt. Der Begriff »Reizblase« bezeichnet eine Problematik, bei der es zu Störungen beim Wasserlassen kommt, wie z. B. häufiger Harndrang, Brennen und andere Symptome. Ähnliche Beschwerden treten auch bei der sehr häufigen Prostatavergrößerung auf, die fast alle Männer im fortgeschrittenen Alter betrifft. Gut wirksame pflanzliche Mittel bei der Reizblase und der Prostatavergrößerung sind Arzneikürbiskerne und die Frucht der Sägepalme, die Sabalfrucht. Nehmen Sie während der Nieren-Blasen-Kur jeden Tag mindestens 2 Esslöffel Kürbiskerne ein. Sie sind sehr schmackhaft (allerdings auch ziemlich fettreich!) und problemlos überall zu knabbern. Achten Sie jedoch darauf, dass es sich um Arzneikürbiskerne handelt, denn nur bei diesen ist eine Wirkung garantiert! Zusätzlich zu den Kürbiskernen können Sie ein Präparat aus Sabalfrüchten einnehmen. Fragen Sie im Reformhaus oder der Apotheke danach.

Schmerzhafte Blasenentzündungen

Eher ein typisches Frauenleiden sind wiederholte Blasenentzündungen. Im Gegensatz zur verbreiteten Meinung ist nur selten eine Unterkühlung der Beckenregion schuld an der Infektion. Als Ursachen kommen vielmehr infrage: eine geschwächte Immunabwehr (oft auch durch wiederholte Antibiotikabehandlungen), das keimfördernde feuchtwarme Milieu der Unterleibsregion (welches noch gefördert wird durch allzu warme Unterkleidung, die eigentlich gegen Verkühlung schützen soll) sowie psychische Faktoren.

Vorbeugend wirkt hier eine Molkekur zur Stärkung des Immunsystems. Unterstützend sind reichliche Mengen entwässernder Heiltees, kalt-warme Wechselsitzbäder sowie der Verzicht auf Unterwäsche aus Kunstfasern.

Das wichtigste Gegenmittel bei Blasenentzündungen heißt: trinken, trinken und nochmals trinken. Natürlich sollte es sich bei den Getränken um Mineralwasser und milde Kräutertees handeln, alkoholische Getränke, Kaffee und Fruchtsäfte verstärken dagegen die Reizung.

Molkekur Nieren/Blase

▶ Frischpflanzensäfte: Brennnessel, Löwenzahn; Auswahl: Artischockensaft, Birkensaft, Bohnensaft, Kürbissaft, Petersilie, Sellerie, Spargel und Zinnkraut

▶ Kräutertees: Auswahl Durchspülung: Birkenblätter, Bohnenschalen, Brennnesselkraut, indischer Nierentee, Löwenzahn, Zinnkraut; Bärentraubenblätter (antibakteriell); ergänzend: Preiselbeersaft

▶ Blasen- und Prostatastärkung: Kürbiskerne, Sabalfrüchte

Molke in Schwangerschaft und Stillzeit

Eine Molkekur kann auch in der Schwangerschaft und Stillzeit dazu beitragen, dass die schwangere bzw. stillende Mutter gesund und fit bleibt. Eine an die besonderen Anforderungen dieser wichtigen Lebensphasen angepasste Ernährung kann unnötige Komplikationen vermeiden sowie Mutter und Kind mit allen wichtigen Nährstoffen versorgen. Dabei sollten Naturprodukte den synthetischen Nahrungsergänzungsmitteln vorgezogen werden, denn in ihnen sind die Wirkstoffe, auf die es ankommt, in einem gut aufnehmbaren Komplex vorhanden. Eine einseitige Überversorgung ist praktisch ausgeschlossen.

Molke stellt für werdende Mütter eine ideale Nahrungsergänzung dar: Schließlich geht es darum, reichlich Nährstoffe auch für das Kind aufzunehmen, ohne dabei allzu viel Gewicht zuzulegen.

Für den erhöhten Nährstoffbedarf

Molke eignet sich in Schwangerschaft und Stillzeit als tägliches Getränk vor allem aufgrund ihres Reichtums an den folgenden wichtigen Nährstoffen:
▶ Eiweiß: nötig für Wachstumsprozesse
▶ Laktoferrin: hilft bei der Eisenaufnahme
▶ Vitamin B2: wichtig zur Energiegewinnung
▶ Vitamin B12: beteiligt an der Zell- und Blutbildung
▶ Kalzium: unverzichtbar für den Knochenaufbau
▶ Kalium: fördert die Entwässerung
▶ Milchzucker: verbessert die Kalziumaufnahme und unterstützt die Darmflora
▶ Milchsäure: wichtig für die Darmflora

Keine Fasten- oder Abnehmkuren

Schwangerschaft und Stillzeit sind keine Phasen, in denen Fastenkuren oder Reduktions-(Abnehm-)diäten angebracht sind. Die Versorgung eines ungeborenen Kindes bzw. des Säuglings und der Mutter mit allen wichtigen Nährstoffen muss während der gesamten Zeit gewährleistet sein. Ernähren Sie sich daher in Schwangerschaft und

Stillzeit vollwertig, abwechslungsreich und nach den Richtlinien einer gesunden Ernährung. Selbst mit normalerweise empfehlenswerten Abnehmdiäten können die erforderlichen Mengen an Vitaminen und Mineralstoffen nicht aufgenommen werden.

Molke als Nahrungsergänzung

Das Trinken von Molke in der Schwangerschaft und Stillzeit sollte ausschließlich zusätzlich zur normalen Ernährung erfolgen. Sie können z. B. zu jeder Mahlzeit ein Glas Diätkurmolke trinken, um Ihre Eiweißversorgung zu verbessern. Diese Empfehlung gilt besonders für diejenigen, die eine überwiegend vegetarische Ernährung bevorzugen. Sind Milchprodukte und Eier in Ihrer täglichen Kost, brauchen Sie sich um die Eiweißversorgung normalerweise keine Gedanken zu machen. Ist dies nicht der Fall, ist Molke ein umso bedeutenderer Eiweißträger.

Auch die in Molke enthaltenen Stoffe Kalzium, die Vitamine B2 und B12 liefern dann einen wichtigen Beitrag zur täglichen Versorgung. Wertvoll ist Molke außerdem unter dem Aspekt der Verdauung und der Regulierung der Darmflora.

Gerade in der Schwangerschaft gibt es mit der Verdauung häufig Probleme. Milchzucker und Milchsäure helfen, einen trägen Darm wieder in Schwung zu bringen.

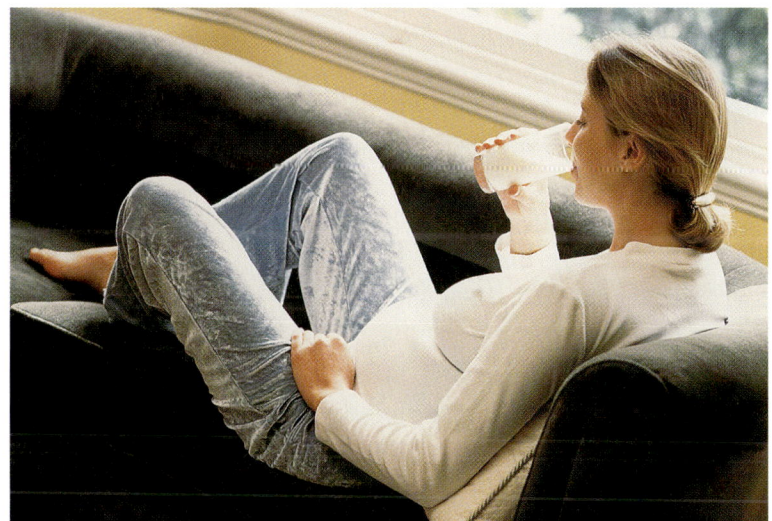

Werdende Mütter müssen besonders auf eine ausreichende Versorgung mit Vitalstoffen achten. Das Serum der Milch ist Power pur und stellt eine natürliche Quelle für viele benötigte Substanzen dar.

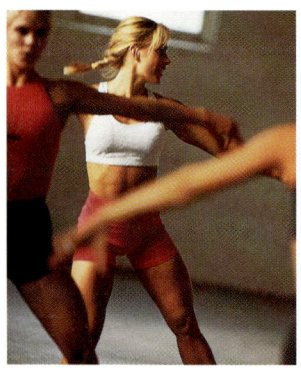

Für Fitnessbewusste ist Molke geradezu ein Muss.

Molke macht fit für Sport und Freizeit

Im Fitnessbereich, speziell in Fitnessstudios, boomen die Produkte auf Molkebasis nicht ohne Grund. Die Sportlernahrungsindustrie hat den Wert der Molke für die Ernährung erkannt und bietet eine Vielzahl von Produkten.

Molkedrinks, Molkefitnessriegel, Molkepulver als Getränkegrundlage und angereichert mit verschiedenen Substanzen sind auf dem Markt. Sehr beliebt ist beispielsweise die Kombination mit L-Karnitin, einem Stoff, der die Fettverbrennung ankurbeln soll. Molkeprodukte werden in zahlreichen Geschmacksrichtungen angeboten. Die Aromenindustrie macht es möglich.

Geheimtipp für Aktive

Längst ist Molke bei Fitnessbewussten und in Kraftsportlerkreisen zum Geheimtipp avanciert. Die bereits im Kapitel »Die inneren Werte – Molke hat es in sich« (siehe Seite 14ff.) beschriebene hohe Eiweißwertigkeit macht die Molke für Muskelaufbauprozesse so geeignet. Die Tabelle im Kasten auf Seite 83 unterstreicht den enorm hohen Gehalt an essenziellen Aminosäuren, d. h. lebens- und zufuhrnotwendigen Eiweißbausteinen, der Molke im Vergleich zu anderen eiweißhaltigen Lebensmitteln. Das macht sie ideal, um andere Eiweiße, etwa pflanzlicher Herkunft, anzureichern und aufzuwerten.

Molkedrinks als Muntermacher gibt es als Fertigprodukte in vielen Geschmacksrichtungen. Wer es nicht ganz eilig hat, sollte auch mal aus Diätmolke und frischen Früchten seinen eigenen Powercocktail mixen – da sind die Vitamine garantiert.

Baut die Muskeln auf

Zusätzlich mit Molkeeiweiß angereichert ist die Diätkurmolke, bei der schon ein Liter ausreicht, um nahezu den gesamten Tagesbedarf eines Nichtsportlers (!) an Eiweiß zu decken. Trinken Sie daher Molke speziell in der Phase des Muskelaufbaus, begleitend zum Kraftaufbautraining. Wertvoll ist das Molkeeiweiß auch in der Regenerationsphase, um Muskelstrukturen nach hartem Training oder Wettkampf wieder aufzubauen. Die anderen wertvollen Molkeinhaltsstoffe tragen ebenfalls zur Erholung bei.

Hohe Nährstoffdichte

In der gesunden Ernährung und besonders in der Fitnessernährung ist eine hohe Nährstoffdichte gefragt, d.h., pro Kalorie sollten möglichst viele wichtige Nährstoffe wie Vitamine und Mineralstoffe angeliefert werden.

Diese Forderung erfüllt Molke in idealer Weise. Die Nährstoffdichte von Molke liegt sechsmal höher, als es ihrem physiologischen Brennwert entspricht. Anders ausgedrückt: Molke enthält viel Gutes, aber nur wenig Kalorien. Deshalb ist sie optimal auch für Reduktionsdiäten geeignet. Und insbesondere für Sportler ist ein Nahrungsmittel unverzichtbar, das reichlich Energie liefert, ohne zu belasten.

B-Vitamine in konzentrierter Form

Molke ist von Natur aus reichlich mit kostbaren B-Vitaminen ausgestattet. So deckt z. B. ein Liter Süßmolke, die für die Lebensmittelherstellung bedeutendste Molkeart, bereits:

▶ Vier Fünftel des Tagesbedarfs an Riboflavin (= Vitamin B2)
▶ Zwei Drittel des Tagesbedarfs an Pantothensäure
▶ Ein Drittel des Tagesbedarfs an Pyridoxin (= Vitamin B6) und Biotin (= Vitamin H)
▶ Ein Drittel des Tagesbedarfs an Vitamin B12

Daher ist Molke bestens geeignet, um die Vitamin-B-Speicher im Organismus aufzuladen.

Die B-Vitamine spielen für Sportler eine besondere Rolle, da sie unentbehrlich für die Energiegewinnung sind. So haben Sportler – je nach Belastungsintensität – einen bis zum achtfachen erhöhten B-Vitaminbedarf!

Vitamin B6 gilt als wichtigster Biostoff für den Protein- und Aminosäurenstoffwechsel. Auch Vitamin B2 und Pantothensäure spielen zentrale Rollen für den Energiehaushalt.

Mineralstoffe der Molke

Ideal für Sportler ist das günstige Natrium-Kalium-Verhältnis der Molke. Der hohe Kaliumüberschuss wirkt sich günstig auf den Blutdruck aus. Kalium ist außerdem notwendig, um Glykogen, den wichtigsten Kohlenhydratspeicher in Leber und Muskulatur, einzulagern. Ohne einen ausreichenden Kohlenhydratgehalt im Körper ist eine effektive Energiegewinnung nicht möglich.

Vor allem für Ausdauersportler ist ein möglichst hoher Glykogenspeicher Voraussetzung für ein gleichbleibend hohes Leistungsniveau. Für Energiespeicherprozesse wird auch Phosphor benötigt, das ebenfalls in der Molke enthalten ist.

Kalium gilt neben Magesium als ein Hochleistungselement für den Stoffwechsel. Es hält den Natriumhaushalt in der Balance und sorgt für Energievorräte in den Muskeln.

Kalzium kräftigt die Knochen

Zu guter Letzt ist Molke noch ein hervorragender Kalziumlieferant. Kalzium wird in die Knochen eingelagert, stabilisiert damit die Knochen und beugt der Osteoporose (= Knochenbrüchigkeit) vor. Zusammen mit dem Milchzucker, der ebenfalls in Molke enthalten ist, wird das Kalzium zu einem hohen Prozentsatz aufgenommen. Besonders für fitness- und diätbewusste Frauen ist es sinnvoll, reichlich Molke zu trinken, da Frauen mit zartem Körperbau eher zur Osteoporose neigen als solche mit kräftiger Konstitution.

Molke in der täglichen Fitnesskost

Aus den genannten Gründen sollte Molke in einer fitnessorientierten Ernährung auf keinen Fall fehlen. Wichtig zu wissen ist, welche Sportarten vorwiegend betrieben werden, um die Anforderungen an die Ernährung genau abzustimmen. Im Praxisteil dieses Kapitels finden Sie einige Vorschläge für Ihre tägliche Fitnessküche. Aus der Übersicht der verschiedenen Sportarten (siehe Kasten Seite 84) können Sie ermitteln, ob bei Ihnen mehr Ausdauer- oder Kraftanstrengungen im Vordergrund stehen, und den Speiseplan für Ihre Molkekur dementsprechend ausrichten.

Molke und die Aminosäuren

Aminosäuren	Tagesempfehlung	Molke	Vollei
▶ Histidin	16 mg	24 g	22 g
▶ Isoleuzin	13 mg	71 g	54 g
▶ Leuzin	19 mg	117 g	86 g
▶ Lysin	16 mg	96 g	70 g
▶ Methionin und Zystin	17 mg	34 g	57 g
▶ Phenylalanin und Tyrosin	19 mg	80 g	93 g
▶ Threonin	9 mg	85 g	47 g
▶ Tryptophan	5 mg	21 g	17 g
▶ Valin	13 mg	76 g	66 g
Summe	127 mg	604 g	512 g

Aminosäuren	Rindfleisch	Weizen
▶ Histidin	34 g	24 g
▶ Isoleuzin	48 g	46 g
▶ Leuzin	81 g	78 g
▶ Lysin	89 g	32 g
▶ Methionin und Zystin	40 g	43 g
▶ Phenylalanin und Tyrosin	80 g	90 g
▶ Threonin	46 g	37 g
▶ Tryptophan	12 g	13 g
▶ Valin	50 g	53 g
Summe	479 g	416 g

Bei Kraftsportarten ist der erhöhte Eiweißbedarf besonders zu beachten, bei Ausdauersportarten mehr die benötigte Menge an Kohlenhydraten. Dies spiegelt sich auch in den Tageskostplänen ab Seite 84 wider.

Praxisteil für Ausdauersportler

Frühstück I

Müslifrühstück

Zutaten: 3–4 EL Fertigmüsli mit Trockenfrüchten und Nüssen, 150 g Joghurt (3,5 %), 2 EL Milch, 1 Apfel und/oder 1 Banane oder Obst der Saison, 1 TL Honig, 2 EL Hefeflocken

Zubereitung: Müsli mit Joghurt und Milch verrühren, für einige Minuten durchweichen lassen. Obst, Honig und Hefeflocken hinzugeben. Alles miteinander mischen. Dazu gibt es folgende Getränke:

▶ Schwarzen oder grünen Tee oder Kaffee nach Wahl
▶ 200 Milliliter Apfel- oder Orangensaft
▶ 250 Milliliter Fruchtmolke

Mit einem kräftigen Frühstück schaffen Sie die Grundlage für einen sportlichen Tag. Bei Ausfall dieser wichtigen Mahlzeit müssen Sie mit Energieeinbußen und Kreislaufschwächen rechnen.

Einteilung der Sportarten

Ausdauersport
▶ Ballspiele (z. B. Basketball, Fußball, Handball, Hockey)
▶ Bergwandern
▶ Dauerlauf
▶ Inline-Skating
▶ Joggen
▶ Radfahren
▶ Schwimmen (lange Distanzen)
▶ Skilanglauf
▶ Walking

Kraftsport
▶ Bodybuilding
▶ Gewichtheben
▶ Kugelstoßen

Schnellkraftsport
▶ Hochsprung
▶ Kurzstreckenlauf
▶ Squash
▶ Tennis
▶ Volleyball
▶ Weitsprung

Ausdauerkraftsport
▶ Kampfsportarten wie Boxen, Ringen, Judo
▶ Rennrudern
▶ Segeln
▶ Ski alpin
▶ Surfen
▶ Wasserski

Frühstück II

Marmeladenbrot oder -brötchen

Zutaten: 3 Scheiben Vollkornbrot (alternativ 2 Vollkornbrötchen), 30 g Butter oder ungehärtete Pflanzenmargarine, 20 g Quark (20 %) oder Hüttenkäse, 1 EL Konfitüre nach Wahl oder 1 EL Honig, 1 Banane

Zubereitung: Brote oder Brötchen mit Butter bzw. Margarine und mit Quark und Konfitüre bzw. Honig bestreichen. Dazu die Banane essen. Es gibt folgende Getränke:

▶ Schwarzen oder grünen Tee oder Kaffee nach Wahl
▶ 200 Milliliter Apfel- oder Orangensaft
▶ 250 Milliliter Fruchtmolke

Vollkornteigwaren sorgen für reichlich gesunde Kohlenhydrate, die für ausdauernde Kräfte unverzichtbar sind. Mit wenig Fett zubereitet, sind sie auch keinesfalls Dickmacher.

Zwischenmahlzeit am Vormittag

▶ 250 Milliliter Fruchtmolke
▶ Ca. 200 Gramm Früchte der Saison

Mittagessen

Romanasalat

Zutaten: 1 EL Sonnenblumenkerne, ca. 100 g Romana, 1 EL Balsamicoessig, 2 EL kaltgepresstes Olivenöl, Pfeffer, 1 Prise Salz, 1 Prise Zucker

Zubereitung: Sonnenblumenkerne in einer Pfanne ohne Fett rösten. Salat waschen, putzen und trocknen, Blätter mundgerecht zerteilen. Essig mit Olivenöl, Pfeffer, Salz und Zucker zu einem Dressing verrühren. Über den Romanasalat geben und vorsichtig unterheben. Vor dem Servieren den Salat mit den Sonnenblumenkernen garnieren.

Vollkornnudeln mit Tomatensauce

Zutaten: 5 frische Tomaten oder 1 kleine Dose geschälte Tomaten, 1 Zwiebel, 1 EL Olivenöl, 1 EL Tomatenmark, Salz, Pfeffer, Kräuter der Provence, 100–200 g Vollkornspaghetti, 1–2 EL frischer geriebener Parmesan

Zubereitung: Frische Tomaten waschen, mit einem scharfen Messer kreuzweise einritzen und mit kochendem Wasser kurz überbrühen; abtropfen lassen und abziehen. Zwiebel abziehen und fein hacken, in Olivenöl glasig dünsten. Tomatenmark und frische oder Dosentomaten zufügen. Mit einem Stampfer pürieren, eventuell etwas Wasser hinzugeben. Sauce einige Minuten lang einkochen lassen. Mit den Gewürzen abschmecken. Vollkornspaghetti in Salzwasser bissfest kochen und abgießen. Sauce über die Spaghetti geben und geriebenen Parmesan darüber streuen.

Obstsalat mit Joghurt

Zutaten: 250 g Obst der Saison, 10 g Honig, Saft von 1 Zitrone, 2 EL Joghurt (3,5 %)
Zubereitung: Das Obst waschen und je nach Sorte schälen und entkernen, das Fruchtfleisch klein schneiden. Mit Honig und Zitronensaft vermischen, mit Joghurt servieren.

Zwischenmahlzeit am Nachmittag

▶ 1 Molkeriegel mit Fruchtmark
▶ 250 Milliliter Fruchtmolke

Gemüsesuppen (siehe Seite 87) sind schnell und einfach zubereitet und lassen sich mit verschiedenen Gemüsesorten und Kräutern vielfältig variieren. Sie sorgen für einen raschen Nachschub an Flüssigkeit und Mineralstoffen – besonders wichtig für Ausdauersportler.

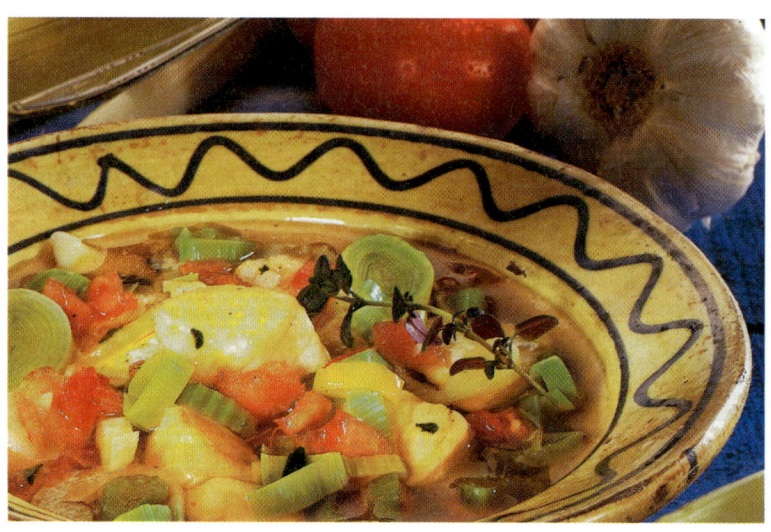

Suppen mit frischem Gemüse sind wohlschmeckend, nahrhaft und gesund. Bei der Auswahl der Zutaten sind der Phantasie keine Grenzen gesetzt; entscheiden Sie ganz nach Ihrem persönlichen Geschmack.

Abendessen

Gemüsesuppe

Zutaten: 100 g gemischtes Gemüse (Kartoffeln, Sellerie, Möhren, Lauch), 10 g ungehärtete Pflanzenmargarine, 200 ml Gemüsebrühe
Zubereitung: Gemüse waschen, putzen und schälen. Kartoffeln, Sellerie und Möhren in kleine Würfel, Lauch in Ringe schneiden. Fett in einem Topf erhitzen und Lauch darin andünsten, dann das andere Gemüse hinzugeben. Mit Brühe aufgießen und für ca. 15 Minuten garen.

Vollkornbrot mit vegetarischem Brotaufstrich

Zutaten: 2–3 Scheiben Vollkornbrot, 20 g Butter, 1 Dose vegetarische Pastete (z. B. auf Hefebasis), 1 Tomate
Zubereitung: Brote mit Butter und vegetarischem Brotaufstrich bestreichen. Tomate in Scheiben schneiden und Brote damit belegen. Dazu gibt es folgende Getränke:
▶ 250 Milliliter Fruchtmolke
▶ Kräutertee nach Belieben

Praxisteil für Kraftsportler

Frühstück I

Müslifrühstück

Zutaten: 3–4 EL Fertigmüsli mit Trockenfrüchten und Nüssen, 150 g Joghurt (3,5 %), 50 g Magerquark, 2 EL Milch, 1 Apfel und/oder 1 Banane oder Obst der Saison, 1 TL Honig, 2 EL Hefeflocken
Zubereitung: Müsli mit Joghurt, Quark und Milch vermischen, durchziehen lassen. Obst je nach Sorte waschen, schälen, entkernen, Fruchtfleisch würfeln. Mit Honig und Hefeflocken in das Müsli rühren. Als Getränke gibt es:
▶ Schwarzen oder grünen Tee oder Kaffee nach Wahl
▶ 200 Milliliter Apfel- oder Orangensaft
▶ 250 Milliliter Diätkurmolke

Müsli ist nicht gleich Müsli: Achten Sie beim Einkauf auf Qualität, und wählen Sie nicht die billigste Sorte – viele Fertigprodukte enthalten übermäßig viel Zucker. Beachten Sie auch das Haltbarkeitsdatum, da Nüsse und Vollkornflocken relativ rasch ranzig bzw. schimmelig werden können.

Frühstück II

Belegte Brote oder Brötchen

Zutaten: 3 Scheiben Vollkornbrot oder 2 -brötchen, 30 g Butter oder Pflanzenmargarine, 20 g Quark (20 %) oder Hüttenkäse, 1 EL Konfitüre nach Wahl, 2 Scheiben Schnittkäse, 1 Joghurt (1,5 %)

Zubereitung: 1 Scheibe Brot oder 1 Brötchen mit Butter (oder Margarine), Quark und Konfitüre bestreichen; 2 Scheiben Brot oder das andere Brötchen mit Butter (oder Margarine) und Schnittkäse belegen. Dazu 1 Joghurt essen. Getränke:

▶ Schwarzen oder grünen Tee oder Kaffee nach Wahl
▶ 200 Milliliter Apfel- oder Orangensaft
▶ 250 Milliliter Diätkurmolke

Zwischenmahlzeit am Vormittag

▶ 250 Milliliter Diätkurmolke
▶ 100 Gramm Joghurt oder Quark, angerührt mit etwas Konfitüre oder Marmelade nach Wahl

Der Molkekräuterdrink kann immer wieder anders schmecken: Probieren Sie statt der klassischen Küchenkräuter auch einmal fein gehackten Sauerampfer, Selleriegrün oder frische Korianderblättchen aus.

Mittagessen

Molkedrink mit Kräutern

Zutaten: 150 ml Diätkurmolke, Meersalz, Pfeffer, 1 EL gehackte Kräuter (Petersilie, Dill, Schnittlauch), 1 TL Zitronensaft

Zubereitung: Alle Zutaten mit dem Rührstab des Mixers gründlich miteinander verquirlen.

Sahnekartoffeln

Zutaten: ca. 250 g fest kochende Kartoffeln, Fett für die Form, 2–3 EL Sahne, 50 ml Milch (3,5 %), Muskatnuss, Jodsalz, reichlich frische Kräuter (Petersilie, Schnittlauch, Dill)

Zubereitung: Kartoffeln waschen und schälen, in sehr feine Scheiben schneiden und in eine gefettete Form einschichten. Sahne, Milch, Gewürze und Kräuter verrühren, über die Kartoffeln verteilen. Bei 220 °C in ca. 25 Minuten im vorgeheizten Backofen goldbraun backen.

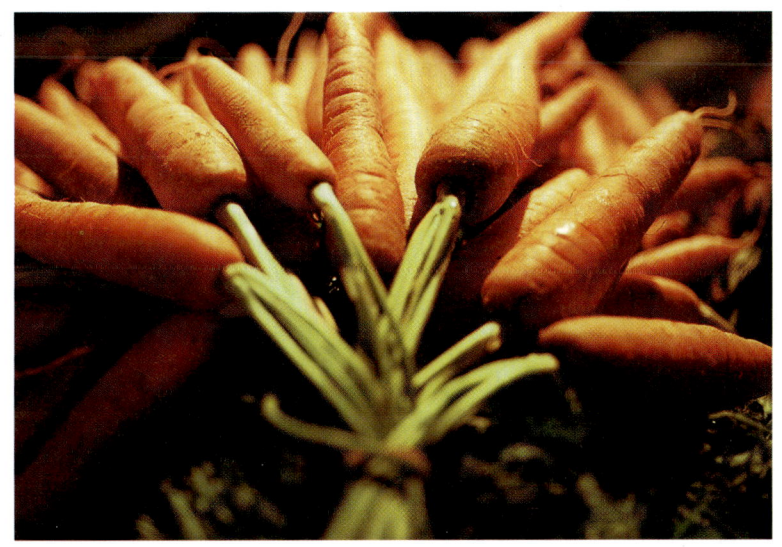

Möhren sind reich an Beta-Karotin und Kalium. Außerdem enthalten sie Vitamin C, B1 und B6, Folsäure und Magnesium. Nicht kaufen sollte man solche Möhren, die schlaff sind, bereits austreiben oder faulige Stellen haben.

Möhrengemüse

Zutaten: 200 g Möhren, 10 g Butter, 1 TL Honig, Jodsalz, 2 EL gehackte Petersilie

Zubereitung: Möhren schälen und in dünne Scheiben schneiden. Butter in einem Topf zerlassen und das Gemüse darin andünsten, Honig hinzugeben. Mit wenig Wasser angießen und salzen. Ca. 10 Minuten lang dünsten. Mit Petersilie bestreut servieren.

Tofuschnitten mit Sesam

Zutaten: 125 g Tofu, Jodsalz, Pfeffer, 2 EL Sojasauce, Kokosfett oder Pflanzenöl zum Braten, 1 EL Sesamsamen

Zubereitung: Tofu in 1 Zentimeter dicke Scheiben schneiden, salzen und pfeffern. Mit der Sojasauce beträufeln und für etwa 1 Stunde einziehen lassen. Fett in einer Pfanne erhitzen, Tofuschnitten in den Sesamsamen wenden und goldgelb braten.

Quarkdessert mit Früchten

Zutaten: 80 g Magerquark, 50 ml Diätkurmolke, 150 g Obst der Saison, 10 g Honig

Den eiweißreichen Tofu gibt es inzwischen mit verschiedenen Zusätzen, die neue Geschmacksnuancen bringen. Im Reformhaus oder Bioladen finden Sie Kräutertofu, Tofu mit Peperoni oder Algen und geräucherten Tofu.

Zubereitung: Den Quark mit der Molke glatt rühren. Obst je nach Sorte waschen, schälen, entkernen und das Fruchtfleisch klein schneiden. Mit Honig süßen und zum Quark geben.

Zwischenmahlzeit an Nachmittag

▶ 1 Molkeriegel mit Fruchtmark
▶ 250 Milliliter Fruchtmolke

Abendessen

Chicoréesalat mit Orangen

Zutaten: 100 g Chicorée, 1 Orange, 1 EL Joghurt (3,5 %), 1 EL Sonnenblumenöl, 1 TL Zitronensaft, 1 TL Honig, Jodsalz, Pfeffer
Zubereitung: Chicorée waschen, den Strunk herausschneiden und die Blätter in feine Streifen schneiden. Orange mit einem scharfen Messer so abschälen, dass die weiße Innenhaut mit entfernt wird. Die einzelnen Filets auslösen. Aus Joghurt, Öl, Zitronensaft, Honig, Salz und Pfeffer ein Dressing zubereiten. Chicorée und Orangenfilets auf einem Teller anrichten und mit dem Dressing übergießen.

Omelett mit Spinatfüllung

Zutaten: 250 g Spinat, 1 Zwiebel, 3 Eier, 100 ml Milch, 3–4 EL Sojamehl, Jodsalz, Muskat, Bratfett, 10 g Margarine, 2 EL Crème fraîche
Zubereitung: Spinat waschen und putzen, Zwiebel abziehen und fein würfeln. Eier mit Milch, Sojamehl und Gewürzen verrühren. In heißem Fett ein Omelett braten. Margarine erhitzen, Spinat und Zwiebel 10 Minuten lang anbraten, würzen und mit Crème fraîche verrühren. Omelett mit Spinat bestreichen und zusammenklappen.

Dickmilch mit Trockenobst

Zutaten: 100 g Trockenobst, 150 g Dickmilch, 20 g Nüsse
Zubereitung: Obst in Wasser einweichen, ausdrücken und klein schneiden. Mit Dickmilch mischen und mit Nüssen bestreuen. Dazu:
▶ 250 Milliliter Diätkurmolke
▶ Kräutertee nach Belieben

Noch zarter und luftiger wird das Spinatomelett, wenn Sie die Eier trennen und das Eiweiß mit einer Prise Salz zu steifem Schnee schlagen. Dieser wird direkt vor dem Backen vorsichtig mit einer Gabel unter die gewürzte Eiermilch gezogen.

Extra: Mit Molkedrinks vital und schön

Bananenshake (für 1 Person)

Zutaten: 1/2 Banane, 1/4 l Molke, Naturvanille, etwas Honig

Zubereitung: Die Banane in Scheiben schneiden, mit der Molke in den Mixer geben und pürieren. Nach Belieben mit Vanille und Honig abschmecken.

Erdbeermix (für 1 Person)

Zutaten: 1/4 l Molke, 5 Erdbeeren, etwas Honig, Kokosraspel oder Naturvanille

Zubereitung: Die Molke mit den Erdbeeren im Mixer kräftig durchmischen. Nach Belieben mit Honig abschmecken. Wenn Sie mögen, können Sie den Drink noch mit Kokosraspel bestreuen oder mit Naturvanille verfeinern.

Fitnessdrink (für 1 Person)

Zutaten: 1/4 l Molke, 1 EL Sanddornmark, etwas Honig, 1 Prise Naturvanille

Zubereitung: Die Molke mit dem Sanddornmark vermischen und das Getränk mit Honig und Vanille abschmecken.

Himbeercocktail (für 1 Person)

Zutaten: 1/4 l Molke, 8–10 Himbeeren, etwas Honig, frische Zitronenmelisse

Zubereitung: Die Molke im Mixer gründlich mit den Himbeeren verquirlen. Den Cocktail dann nach Belieben mit Honig abschmecken. Sie können den Drink noch zusätzlich mit ein paar Blättchen Zitronenmelisse verfeinern.

Mangoshake (für 2 Personen)

Zutaten: 1 Mango, 1/4 l Molke, etwas Honig

Zubereitung: Die Mango schälen, den Kern entfernen, das Fruchtfleisch in Scheiben schneiden und mit der Molke im Mixer pürieren. Nach Belieben mit Honig abschmecken.

Diese und weitere köstliche Molkerezepte können Sie dem Buch »Gesund, schlank und schön mit Molke« von Ute Frangenberg, erschienen im Südwest Verlag, entnehmen.

Häufig werden Molketrinkkuren auch mit kosmetischen Molkeanwendungen wie Bädern und Packungen kombiniert. So können Sie Ihre Molkekur mit einem Beautyprogramm erweitern und innerlich und äußerlich regeneriert nach Hause kommen.

Adressen für Ihre Molkekur

Erkundigen Sie sich unter den angegebenen Adressen über Art und Dauer der angebotenen Molkeanwendungen, bevor Sie sich für einen bestimmten Aufenthalt entscheiden. Die Methoden und natürlich auch die Preise können stark differieren.

Kurheim Krähenbad
Krähenbadberg 5
72275 Alpirsbach/Schwarzwald
Tel.: 0 74 44/62 13

Hotel/Restaurant »neuhaus«
Reform-Hotel
Steinbergstieg 18
33014 Bad Driburg
Tel.: 0 52 53/36 71

Haus am Steinberg
Waldstraße 22
33014 Bad Driburg
Tel.: 0 52 53/29 51

Pension und Kurheim »Waldcafé Jäger«
Waldstraße 1
33014 Bad Driburg
Tel.: 0 52 53/28 32

Sanatorium am Stadtpark
Goslarsche Straße 11/12
38667 Bad Harzburg
Tel.: 0 53 22/70 88

Hotel-Pension Gaab
Bernsteinweg 4
76332 Bad Herrenalb
Tel.: 0 70 83/39 40

Kneipp-Kurhaus Heikenberg
Heikenbergstraße 19–21
37431 Bad Lauterberg
Tel.: 0 55 24/30 48

Pension Hubertus-Klause
Europastraße 2
56470 Bad Marienberg
im Westerwald
Tel.: 0 26 61/36 25

Hotel Kristall
Goethestraße
56470 Bad Marienberg
im Westerwald
Tel.: 0 26 61/9 57 60

Wildpark Hotel/Kur- und Tagungshotel GmbH
Kurallee
56470 Bad Marienberg
im Westerwald
Tel.: 0 26 61/62 20

HG Naturklinik GmbH & Co. KG
Löwensteinstraße 15
97828 Marktheidenfeld/
Michelrieth
Tel.: 0 93 94/80 10

Kurklinik Bergwinkel
Frowin-von-Hutten-Straße
63628 Bad Soden-Salmünster
Tel.: 0 60 56/7 36-0

**Kur- und Sporthotel
Sanatorium Tanneck**
Hartenthaler Straße 29
86825 Bad Wörishofen
Tel.: 0 82 47/30 70

Schroth-Kneipp-Sanatorium
Birkeneck
Birkenallee 57
32760 Detmold
Tel.: 0 52 31/8 86 93

Kurhotel Lauterbad
Amselweg 5
72250 Freudenstadt
Tel.: 0 74 41/8 10 07

**Kneipp-Kurhaus
Eggensberger**
Hopfen am See
87629 Füssen
Tel.: 0 83 62/20 23

**Kneipp-Sanatorium
Möst GmbH & Co.**
Hopfen am See, Uferstraße 1
87629 Füssen
Tel.: 0 83 62/50 40

**Kneipp-Sanatorium
Bad Clevers**
Bad Clevers 1
87730 Bad Grönenbach/Allgäu
Tel.: 0 83 34/6 09-0

**St. Georg Privatkliniken
GmbH & Co. KG**
Kurhausplatz 1
79862 Höchenschwand/
Südschwarzwald
Tel.: 0 76 72/41 10

**Schönheitsfarm im
Liesertal**
Im Webersgarten 16
54484 Maring-Noviand
Tel.: 0 65 35/8 98

Sanatorium Irmgard
Goldbacherstraße 53
88662 Überlingen
Tel.: 0 75 51/6 30 11

**Haus Paracelsus
Kur- und Gesundheits-
Zentrum**
Im Wendelfeld 12
83246 Unterwössen
Tel.: 0 86 41/61 10-0

Abnehmdiäten mit Molke sind keine Blitzkuren, aber ein Aufenthalt in einem Molkekurort kann Ihnen durch fachliche Anleitung den Einstieg in eine gesündere Ernährungsweise vermitteln, auf der Sie anschließend im Alltag aufbauen können.

Impressum

Der W. Ludwig Buchverlag ist ein Unternehmen der Verlagshaus Goethestraße GmbH & Co. KG.
© 1999 Verlagshaus Goethestraße GmbH & Co. KG, München

Redaktion:
Dr. Marion Onodi, Constanze Lüdicke

Projektleitung:
Nicola von Otto

Redaktionsleitung und medizinische Fachberatung:
Dr. med. Christiane Lentz

Bildredaktion:
Ute Schoenenburg

Produktion:
Manfred Metzger (Leitung) Annette Aatz, Dr. Erika Weigele-Ismael

Umschlag:
Till Eiden

Layout:
Wolfgang Lehner

DTP/Satz:
Veronika Moga

Druck:
Weber Offset, München

Bindung:
R. Oldenbourg, München

Printed in Germany

Gedruckt auf chlor- und säurearmem Papier

ISBN 3-7787-3797-X

Über den Autor

Bernd Küllenberg ist Ernährungswissenschaftler und Diplomsportlehrer und arbeitet seit 1986 als Dozent für Ernährung und Naturheilkunde an der Reformhaus-Fachakademie in Oberursel. Er ist Autor und Koautor verschiedener Ernährungsfachbücher.

Literatur

Donhauser, Rose Marie: Quark, Butter, Joghurt, Käse hausgemacht. Die besten Rezepte für selbst gemachte Milchprodukte, die sicher gelingen. Ludwig Verlag. München 1997
Frangenberg, Ute: Gesund, schlank und schön mit Molke. Südwest Verlag. München 1999
Weber, Marlis: Typgerecht abnehmen. Südwest Verlag. München 1999
Weber, Marlis/Küllenberg, Bernd: Natürlich gesund mit Sanddorn. Ludwig Verlag. München 1999

Hinweis

Das vorliegende Buch ist sorgfältig erarbeitet worden. Dennoch erfolgen alle Angaben ohne Gewähr. Weder Autor noch Verlag können für eventuelle Nachteile oder Schäden, die aus den im Buch gemachten praktischen Hinweisen resultieren, eine Haftung übernehmen.

Bildnachweis

Image Bank, München: Titel/Einklinker (David de Lossy), 22 (Paolo Corto); Kerth Ulrich, München: 37; Südwest Verlag, München: Titel/Fond (Christian Kargl), Inhalt/Freisteller (Archiv), 46 (Peter Rees), 60 (Tunger/Schoenenburg), 73 (Joachim Heller), 86 (Dirk Albrecht), 89 (Amos Schliack); Tony Stone, München: 26 (Bruce Ayres), 42 (Andreas Pollok), 62 (Rick Rusing), 79 (Mark Williams), 80 (Lori Adamski Peek); Transglobe, Hamburg: 41 (Kanicki); Ute Schoenenburg, München: 1, 30, 33; Visum, Hamburg: U4 (Ulla Kimmig), 6 (Günter Beer), 14 (Max Lautenschläger)

Sachregister

Rezepteregister

F = Frühstück, M = Mittagessen,
A = Abendessen, Ziffer = Diättag